クイズ あなたならどう診る!?
ジェネラリストのための精神症状

上田ゆかり

おまけ 歌舞伎にも強くなる

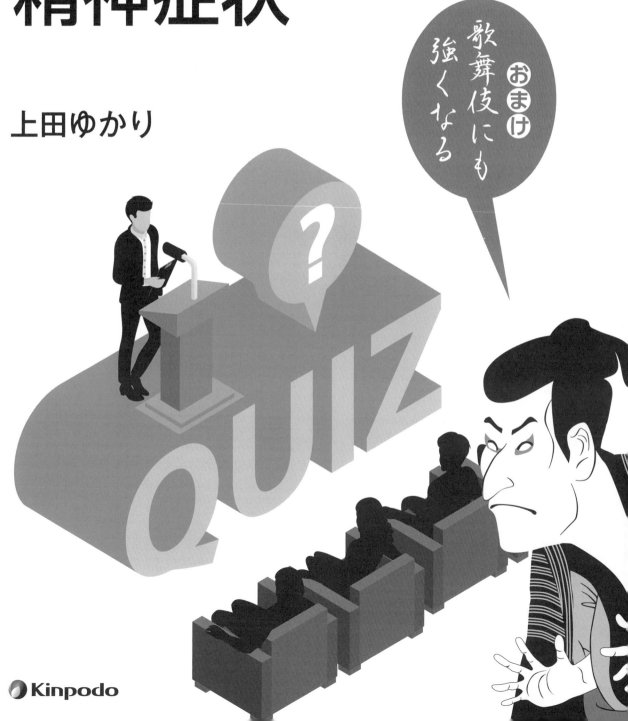

Kinpodo

はじめに

　本書を書いてほしいと依頼がありましたのは平成28年の五月でした。見本としていただいた『General Physician 循環器官診療力腕試し』と『Generalist 神経診療力腕試し』を受け取り，ページを繰ってゆきますと……次第に私の顔は引き攣ってまいりました。平易な，いや，砕けたとさえ言える文章に，専門知識と診療テクニックが満載で，こうしたラフな文章こそ書くのが難しいと思えたからです。

　自信を無くしつつ，その一方で私にできることを考えてみました。世間ではストレスチェックの導入もあり，精神科への関心が高まっています。また，医師の中には，精神科に対し苦手意識を持たれている方もあると仄聞します。僅かな私の知識と経験ですが，少しでもお役に立てばと引き受けました。

　本書では，最初は学生さんも答えられる Q から入り，以降，やや専門的なことにも触れています。本来は症例を提示し，答えは 4 択というのが本シリーズの基本ですが，少し含みを持たせ，自分で考えるパターンも含めました。Q で登場する症例は，架空症例も実際の経験を踏まえたものもあります。なお，私が普段あまり対応しておりません認知症，てんかん，アルコール依存症，器質性精神病などは掘り下げておりません。悪しからずご了承くださいませ（上述の『Generalist 神経診療力腕試し』に認知症が出てきますのでご参照ください）。

　また，本書には一つ特色がございます。私は「上田由香利」の筆名で歌舞伎の評論を手掛けております。歌舞伎関連の拙著をご覧になった編集部様から，歌舞伎と精神科にまつわるコラムを……とお話があり，僭越ながら入れさせてもらいました。息抜きにご一読いただければ幸いです。

目　次

Part1　基礎編

1 妄想とは ……………………………………………………… 3
2 一次妄想 ……………………………………………………… 7
3 幻覚 …………………………………………………………… 10
4 意識状態 ……………………………………………………… 15

Part2　面接と診断

5 精神症状を聞き取る ………………………………………… 21
6 予診を読み解く ……………………………………………… 29
7 幻聴は覚醒剤？　統合失調症？ …………………………… 39
8 特定の人に対する猜疑 ……………………………………… 43
9 平日は抑うつ的だが ………………………………………… 47
10 日中の眠気 …………………………………………………… 51

Part3　服薬指導・生活指導

11 統合失調患者の肥満 ………………………………………… 57
12 統合失調症患者の服薬指導と対策 ………………………… 61
13 熟眠困難とうつ ……………………………………………… 65
14 精神科への紹介 ……………………………………………… 69

Part4　薬物療法

15 ベンゾジアゼピン系薬剤の使い方 ………………………… 75
16 抗うつ薬の使い方 …………………………………………… 79
17 薬の増量変更に伴う症状 …………………………………… 83
18 双極性障害の薬物療法 ……………………………………… 87

Part 5　診療の実際と応用

- 19 統合失調症患者の急変 ……………………………………… 93
- 20 度重なる急な動悸 …………………………………………… 95
- 21 段階的にすすめよう ………………………………………… 99
- 22 外でしゃべらないのは ……………………………………… 103
- 23 特有の話しぶり ……………………………………………… 105
- 24 薬の分類 ……………………………………………………… 109
- 25 ５つの心理状態 ……………………………………………… 113
- 26 使えるフレーズ ……………………………………………… 117

コラム ❖ 歌舞伎と精神医学

- 1　『隅田川』——幻視と幻聴 …………………………………… 6
- 2　『二人椀久』——偽幻覚か ………………………………… 28
- 3　女装する盗賊——弁天小僧とお嬢吉三 ………………… 46
- 4　筆屋幸兵衛の症状 ………………………………………… 50
- 5　酒という魔物——『魚屋宗五郎』 ……………………… 60
- 6　憑依——『本朝廿四孝』と『春興鏡獅子』 …………… 64
- 7　詐病——大蔵卿の生き方 ………………………………… 86
- 8　伊右衛門という男 ………………………………………… 92
- 9　お染という女 ……………………………………………… 98
- 10　吃音——お勝と又平 ……………………………………… 102
- 11　『紅葉狩』のエピソード ………………………………… 116

DSM-5の診断基準抜き書き

- 統合失調症 …………………………………………………… 27
- 躁病エピソード ……………………………………………… 42
- 軽躁病エピソード …………………………………………… 42
- 抑うつエピソード …………………………………………… 42
- 境界性パーソナリティ障害 ………………………………… 70

参考図書 ………………………………………………………… 103

索引 ……………………………………………………………… 105

イラスト　otanuki

Part 1 基礎編

1 妄想とは

 精神医学における「妄想」とはどんなものですか。下記の二つのうち，どちらが妄想か選んでください。

この二択問題は<u>相当簡単</u>ですので，<u>絶対に間違わないで下さい</u>。

1. **担当医**

    どうされましたか。何かお困りですか。

    患者

    このマンションに引っ越して3か月たちました。右隣には中年の男性が住んでいます。エレベーターで出会うといつもプイとあちらを向くのです（付添いの妻によると事実）。俺を無視しているんです。あいつ，俺の部屋に盗聴器を仕掛けてるんです。

    担当医

    それは本当ですか。あなたはそれを何パーセント信じていますか。

    患者

    ほとんど100パーセントです。

2. **担当医**

    どうされましたか。何かお困りですか。

    患者

    このマンションに引っ越して3か月たちました。左隣には女子大生が住んでいます。エレベーターで時々会います。よし，次に会ったら声を掛けよう，彼女はニッコリして，ケイタイ番号を知らしてくれるだろう，そうしたら僕はデートに誘おう，最初のデートは海か，山か…と僕はいつも妄想してしまうんです。僕のいけない癖ですね…。

Part 1

◇ 解答

A1 精神医学における「妄想」とはどんなものですか。下記の二つのうち，どちらが妄想か選んでください。

1．……エレベーターで出会うといつもプイとあちらをむくのです。……僕の部屋に
　盗聴器を仕掛けてるんです。……　　〇　　4点

　　プイとあちらを向くのは妻もそう言っているので事実でしょう。

　　しかし「盗聴器を仕掛けている」はどうでしょうか。

　　あとの解説をお読みください。

2．……左隣には女子大生が住んでいます。エレベーターで時々会います。よし，次
　に会ったら声を掛けよう，……　　✕　　－8点

　　　1．と比べてどう違うかを意識しながら解説をお読み下さい。

◇ 解説

　妄想とは，

　　　　その人だけが思い込んでいる誤った意味付けで，訂正の効かないもの

をいいます。DSM–5（Diagnostic and Statistical Manual of Mental Disorders,
Fifth Edition: 米国精神医学会による診断や統計のマニュアル）によると

　　　相反する証拠があっても変わることのない固定した信念

とあります。

　こうした定義に当てはめると，答えは1ですね。盗聴器は一般家庭にはまずないで
しょう。しかもその存在を100パーセント信じています。2はただの空想であり，本人
にも空想しているという自覚がありますね。

　何故，このような簡単な二択問題を出したかといいますと，世間一般の人は「妄想」
を2の意味で使いがちだからです（同じ指摘が宮本等『こころを診る技術』にも出てき
ます。宮本氏は，最近若者は妄想するという動詞を使うが，よく聞くと空想するの意と
指摘されています）。

　患者さんやご家族に病気の解説をするにあたり，一般人の使う「妄想」は2だと知っ
ておかないと，話がかみ合わなくなりますので，あえて最初の設問にしました。

　妄想には一般に一次妄想（真正妄想）と二次妄想があります。前者はいきなり直感的

に前触れなく発生し，統合失調症（後述）によく出現し，内容的に奇妙なものもあります（例：隣人がたくさんの小人を飛ばして自分の体を痛めつける）。後者は，状況や気分など，何か元となるものがあり，そこから発生します。よく例として出されるのは，重症のうつ病の人に伴う貧困妄想です。気分がうっとうしく，自己評価の下がった人が，自分はダメなヤツだと感じるのはなるほどと思えますが，実際は蓄えがあるのに，一文無しだと思い込むなら貧困妄想です。

妄想を聴取するに当たっては設問のように「何かお困りですか」と問うと語りだされることをよく経験します。「隣人からこんな被害を蒙っている」と語られれば，「それは大変ですね，お困りでしょうね」と受けとめる態度を取ると，それに続く問診がよりスムーズになります。

様々な妄想は後の問題に出てきますので，定義を押えた上で次の問題に進みましょう。

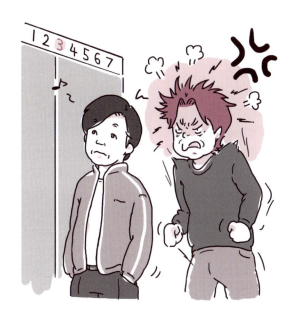

❖コラム

1 ◉ 『隅田川』―幻視と幻聴

　これから登場するいくつかのコラムでは，「歌舞伎と精神医学」をテーマに，精神症状を持つ役を紹介します。心に残る名優や，疾患のトピックスにも触れていますので，ぜひご一読ください。まずは幻覚を持つケースから。

　ここは隅田川のほとり。はるばる京の都から班女という女性がやってきました。彼女は人にさらわれた幼いわが子を探しています。子供と離れた時から，彼女は尋常の精神状態ではなくなっています。

　隅田川のほとりには船頭が一人。彼女と話し始めた船頭が語るには…

　人買いにさらわれた子供がここで見捨てられ，死んでしまいました。皆が不憫がり，埋葬しました。今日がちょうど命日です。

　子供の名前が我が子に同じと聞かされた班女は「それこそわが子」と取り乱します。船頭のとりなしでやや落ちつきを取り戻し，命日の読経が行われている柳の木のそばへ行こうとします。

　突然，班女の顔つきが変わりました。人々の念仏の声に交じり，わが子の声が聞こえたというのです。さらに，子供の姿が見えるといい，埋葬された塚に抱きつきます。

　船頭や念仏の人々には，子供の声も姿も見えません。しかし彼女の目にはわが子の姿が映じ，耳には幼い声が響いています。呆然とした班女が佇む中，静かに幕は閉じます。

　これは『隅田川』という作品で，能の作品をなぞった舞踊劇です。音楽の要素も大切で，「清元」というジャンルの曲で非常に名曲です。今も目に残るのは，平成13年没の六代目中村歌右衛門の名演で，客席が水を打ったように鎮まりかえる迫真性がありました。

　班女が経験するのは幻視と幻聴でしょうか。名優が演じますと，今，見えたり，聞こえたりしていることを，表情やしぐさ，眼差しで表現し，私たち観客も，幻視や幻聴という病的体験を追体験することができます。

　ちなみにわが子の声は，人々の読経に混ざって聞こえるとあります。このように実際の音とともに起こるものを機能幻覚といい，臨床では水道の音や空調音と同時に聞こえるものが多いようです。

　さて，班女の治療はどうすればいいのでしょうか。薬物も大切ですが，そっと寄り添いたい気もします。

　心を病む女性の母性がひしひしと伝わる名舞踊です。

2 一次妄想

Q2 次の三つの文章は，三つの一次妄想すなわち妄想気分，妄想知覚，妄想着想のどれを述べたものでしょうか。

1．街で自衛隊員がいた。それは祖母の死を意味すると確信した。
2．外に出ると，ただならぬ不気味な雰囲気がして恐ろしかった。
3．自分は両親の子でなく，皇族の一人だと閃くように分かった。

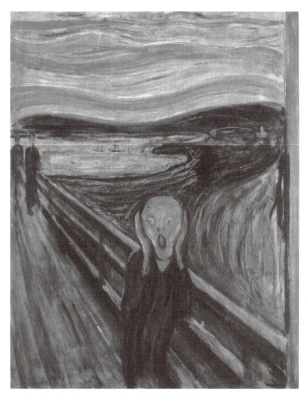

エドヴァルト・ムンク「叫び」1893
ウィキコモンズより転載

Part 1

◈ 解答

A2 次の三つの文章は，三つの一次妄想すなわち妄想気分，妄想知覚，妄想着想のどれを述べたものでしょうか。

1．街で自衛隊員がいた。それは祖母の死を意味すると確信した。　　　**妄想知覚**

2．外に出ると，ただならぬ不気味な雰囲気がして恐ろしかった。　　　**妄想気分**

3．自分は両親の子でなく，皇族の一人だと閃くように分かった。　　　**妄想着想**

3つとも正解　　4点
1つだけ正解　　2点

◈ 解説

妄想気分

　まず，妄想気分から解説しましょう。設問のように周囲が今までとはまるで異なり，非常に不気味な形相を帯びていると感じるものです。統合失調症の初期に見られることがあります。イメージとしてはムンクの「叫び」を思い浮かべてください。

　さらに不気味なものとして「世界没落体験」があります。世界が根底から変わり，大変なことになるといった訴えです。先日，隔離中の統合失調症の患者が「先生，世界は今日で終わります」と叫ぶのを経験しました。抗精神病薬の増量で今は落ち着かれています。

妄想知覚

　妄想知覚は，実際の知覚に誤った意味付けをするものです。Qの場合ですと，自衛隊員を見たという正常の知覚に，祖母の死という特別の意味づけをしています。

妄想着想

　妄想着想は例文3のように，全く非現実のことが突然浮かび，確信に至るものです。妄想知覚，妄想着想ともに，第三者から見ると不可解で納得しがたいものです。

臨床的には妄想かどうか微妙なケースにも遭遇します。「配偶者は火星人だ」なら間違いようはありませんが，「配偶者が浮気している」は判断保留を余儀なくされることもあります。詳しい予診や問診，家族情報，訴え方の表情や態度，他の症状などから判断するしかありません。

妄想は断片的なものとは限らず，互いに関連しながら発展し，大きなスケールに発展することもあり，「妄想体系を形成」と表現します。例えば

> 私は生まれた時からある人の支配下におかれている。その人は橋の近くに住んでいて，酒屋をやっていて，毎日私を見張っている。私がスーパーへ行くと，その人はレジのお札をニセ札とすりかえる。ジムへ行くと，ロッカーの鍵を壊す。その人の上には警察 OB がいて指示を出している…

と話はさらに続いていきます。

上記のような一次妄想が出現すれば，患者はどんな行動をとるか想像してみてください。恐怖が強ければ自室に閉じこもることもありましょうし，攻撃されたと確信し，相手を攻撃することもあり得ましょう。血統に疑問が生じれば，両親を執拗に問い詰めたりするかもしれません。

患者が見せる，一見理不尽な行動の根底には，こうした症状が潜んでいることを知っておいて下さい。

さて，妄想が唯一の症状と言ってもいい精神疾患は何でしょうか。後半の設問で出てきます。

Part 1

3 幻覚

Q3 色々な「幻覚」を挙げました。何という幻覚（例　幻聴）でしょうか。もし，幻覚でないなら何でしょうか。

1. 患者：　壁にアリがたくさん並んで動いているのが見えます。
   担当医：　いつですか。
   患者：　ほとんどいつもです。

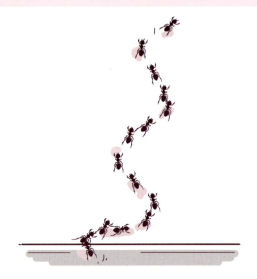

2. 患者：　隣の家の煙の匂いがとても変で腐ったような刺激臭です。
   担当医：　本当ですか。
   患者：　はい。家族はそんな匂いはしないと言います。

3. 患者：　誰もいない部屋で右手を挙げろと聞こえました。

4. 患者：　薬を飲んだら，舌を刺すような変な味がしました。

5. 患者：　部屋に人がいるのが見えましたが，よく見ると人形でした（人形は実在）。

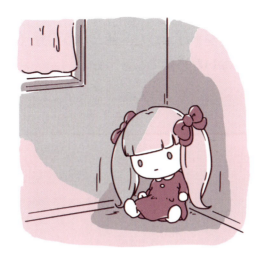

6. 患者： お尻を誰かが触っていたずらします。
   担当医： いつですか。
   患者： デイケア中です（デイケア中，誰も触っていない）。

7. 患者： 白い壁にあるシミを見ていたら大きなクモに見えてきました。

8. 患者： 大きな花束が見えます（事実）。みんなはとてもきれいだと言うのに，私にはピンときません。ベールがかかっているみたいです。

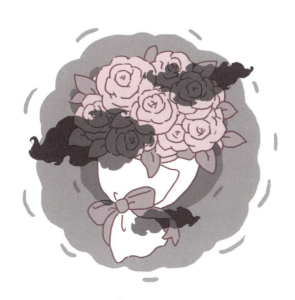

Part 1

◎ 解答

A3 色々な「幻覚」を挙げました。何という幻覚（例　幻聴）でしょうか。
もし，幻覚でないなら何でしょうか。

1．壁にアリが……　　　　　　　　　幻視
2．隣の家の匂いが……　　　　　　　幻嗅
3．誰もいない部屋で右手を……　　　幻聴
4．……舌をさすような……　　　　　幻味
5．……よく見ると人形でした……　　錯覚
6．お尻を誰か……　　　　　　　　　幻触
7．白い壁にあるシミ……　　　　　　パレイドリア
8．大きな花束……ベールがかって　　離人症

得点
正解1つあたり1点（8点満点）

◎ 解説

　幻覚とは，

　　　　ありもしない対象を知覚すること

です。DSM-5では

　　　　外的刺激がないにもかかわらず起きる知覚様の体験

と書かれています。

1．壁にアリがたくさん並んで動いているのが見えます。[幻視]

　こういった小動物がみえるのはアルコール離脱せん妄でよく見られます。またレビー小体型認知症（認知機能障害，パーキンソニズム，幻視を中心とする認知症性疾患。コリンエステラーゼ阻害薬が第一選択）でも幻視が見られることが知られています。

2．隣の家の煙の匂いがとても変で腐ったような刺激臭です。[幻嗅]

　幻嗅は臨床的に多いものではありません（側頭葉てんかんで出ます）。

一方，自分の体から異臭がすると訴えるのは「自己臭妄想」といわれ，統合失調症の一症状である場合と，独立した一疾患と見なした方がいい場合があります。思春期の頃に自己臭妄想が出現し，他に統合失調症を思わせる症状は全くない反面，自己臭妄想は長期にわたって続いているようなケースの場合は後者に属する印象を受けます。

3．誰もいない部屋で右手を挙げろと聞こえました。[幻聴]

幻覚の中で頻度がダントツで多いのが幻聴です。統合失調症はいうまでもなく，症状精神病や中毒性精神病にも見られます。聞き出すときは「誰もいないのに耳元でささやく幻の声はしませんか」などと聞きます。耳元からとは限らず，頭の中から，おなかからというケースもあります。

幻聴は内容的にはあまり喜ばしいことは聞こえません。悪口や中傷，命令です。思ったことが聞こえたり（考想化声），声が対話したり（対話性幻聴）することもあり，こうしたタイプの幻聴は統合失調症によく見られます。一方，言語的な内容を持つ声ではなく，単純な音などの場合は要素幻覚と呼ばれ，脳器質性疾患などで生じます。

4．薬を飲んだら，舌を刺すような変な味がしました。[幻味]

稀な症状ですが，設問のように薬と結びついた場合，被毒妄想（薬ではなく毒を盛られたと思い込む）となり拒薬につながり，今後の薬物投与の在り方に工夫が求められることになります。なお，亜鉛欠乏など身体疾患でも味覚の異常はあり得ますので注意しましょう。

5．部屋に人がいるのが見えましたが，よく見ると人形でした（人形は実在）。[錯覚]

幻覚でなく錯覚です。「錯覚」は，実際のものとは違ったものとして知覚することです。つまり「何か」は存在し，それが別物だと知覚するのです。

6．お尻を誰かが触っていたずらします。[幻触]

設問の通りですが中には，皮膚の下に虫が這っていると確信する（皮膚寄生虫妄想）ものもあります。

また，「脳に膿がたまっていて，ちょうど頭の半分の所まで来た」といった，普通は知覚しえない体の感覚を訴える体感幻覚もあります。

Part 1

7．白い壁にあるシミを見ていたら大きなクモに見えてきました。[パレイドリア]

　幻覚ではなくパレイドリアという錯覚です。雲や斑点など不確かな形をある明確なものとして知覚することです。様々な疾患で見られますが正常人に出現してもおかしくありません。

8．大きな花束が見えます（事実）。みんなはとてもきれいだと言うのに，私にはピンときません。ベールがかかっているみたいです。[離人症]

　離人症といい幻覚ではありません。自分が考えている，自分が知覚しているという実感，現実感が薄らぐものです。離人症状は単独で出現することも，様々な精神疾患に伴って出現することもあります。ある統合失調症患者は「頭の中に大きなものが詰まっているのがはっきりわかる。だから現実がピタッとこない」と体感幻覚から二次的に離人症状が派生したような表現をとり，薬物調整しましたが，この訴えは続いています。

　さて，幻覚の中に健康人も体験することがあるものがあります。何でしょうか…。
　入眠時幻覚です。寝入りばなに起こる幻覚で，『現代精神医学事典』（弘文堂）の入眠時幻覚の項によりますと
　　生活が不規則となりレム睡眠が生じやすい時間帯（明け方など）に入眠する状況では
　　健常者にも見られ
とあります。入眠時幻覚の内容は，誰かが部屋に入ってくる，上から覆いかぶさってくるといったものが中心です。

　ある疾患では入眠時幻覚がより複雑に出現しますが，何でしょうか…
　本書の後半で出てきますよ。

4 意識状態

　20代女性。外傷歴はなく，身体疾患も特記すべきことはない。視線は合う時と合わないときがあり，うつろである。時に何かを追うような視線を見せる。わずかに笑うこともある。会話は成り立ち，名前や生年月日を言えるが，少し複雑な会話になると困難である。先ほど上着を脱いだがまた着た。
　問診をやめて遠くから観察しても似た状態が続く。

 この女性の意識状態はどれでしょうか。

1．意識混濁
2．通過症候群
3．意識変容
4．ヒステリーの解離状態

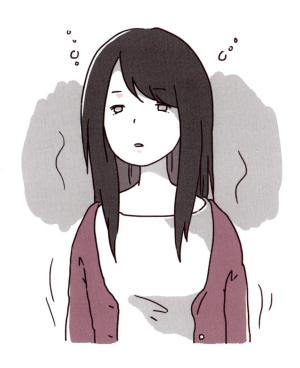

Part 1

◇ 解答

A4　この女性の意識状態はどれでしょうか

1. 意識混濁 ·· ✕
   意識混濁は意識の水準が低下したもの（つまりタテライン）で，本症例ではもっと複雑です。

2. 通過症候群 ·· ✕
   頭部外傷などでは急性期の意識混濁が次第に回復してゆき，認知症に移行するのですが，この移行期に意識障害はほとんどないものの健忘や幻覚妄想を呈する状態を経過します。この状態を通過症候群（ヴィーク）といいます（『現代臨床精神医学』より）。なお『現代精神医学事典』では頭部外傷以外の症状精神病でも見られるとあります。Qには外傷や身体疾患はないと書かれており否定的です。

3. 意識変容 ··· ◯　　4点
   設問では意識混濁を背景に，動作はまとまりなく，様々な精神症状，例えば幻視が現れており（何かを追うような視線により示唆される），3の意識変容に相当するでしょう。『現代精神医学事典』によりますと「意識変容には，以前にはもうろう状態，せん妄，アメンチア，夢幻状態が含まれていたが，近年…（略）せん妄に代表され」とあり，今後こういった専門用語がどうなっていくか成り行きが注目されます。上記に挙がったせん妄ですが，どちらかというと設問の症例よりも見当識が損なわれ，興奮し，恐怖感を伴っているケースが多いようです。臨床各科で見られるため（例えば術後せん妄），どの科の先生にもおなじみかも知れません。精神科病院でもせん妄はよく見られ，ベンゾジアゼピン系薬剤や抗パーキンソン病薬が原因になることもあります。

4. ヒステリーの解離状態 ·· △　　2点
   ヒステリーの解離でもQに似た症状は出ますが，ヒステリーの場合，人目を引く方に症状が助長されることがあり，「遠目でも変わらず」を汲み取っていただくなら4もはずせることになります（ちょっと恣意的な選択肢です…）。
   ヒステリーは最近，使われなくなった用語ですが，臨床の現場ではまだ生きており，精神科らしい用語ですので，あえて選択肢に加えました。様々な葛藤を，失立失歩などの身体症状に置き換えて表現するのが転換型，Qのように意識の障害をきたすのが解離型です。

◎ 解説

　意識障害の解説や分類は，精神医学の中でも一番難しいものの一つだと思います。いくつかの教科書を当たっても，微妙な違いがあるのに気づきます。

　出来るだけ簡単に解説を試みましょう。
　意識混濁は意識の清明度，つまりタテのレベル低下です。軽度ならぼんやりしている程度のもの，一番深いものが昏睡です。

　一方，意識の障害はタテだけでなくヨコもあります。これには意識狭窄，意識変容があり，前者では意識野が狭まっており，後者では内容が質的に変化しています（狭窄と変容をまとめて解説している教科書もあります）。また，実際には狭窄や変容は様々な程度の混濁を伴っています。

　意識障害の分類に当たっては，『標準精神医学』（医学書院）の解説の仕方が印象的で，劇場の照明にたとえています（図1）。まとめますと，

・登場人物全員が明るく照らされている　　　　意識清明
・照明が落ちてくると…　　　　　　　　　　　意識混濁
・色のついた照明があたり幻想的に変化　　　　意識変容
・スポットライトで一人が明るく，後は暗い　　意識狭窄

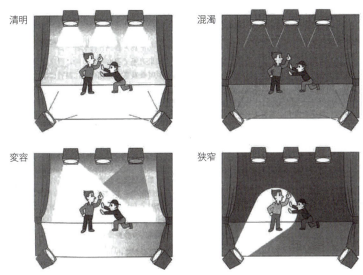

図1　劇場照明に例えた意識障害の分類
『標準精神医学』医学書院　2015

Part 1

　もう一つ，本を紹介しましょう。原田憲一『意識障害を診わける』（診療新社）には詳しい説明がなされ，軽度の，さらには最軽度の意識混濁と細かいところが書かれているのが印象的です。前者はぼんやりして活気に乏しい，後者は表情に生彩がなく，単語の言い間違いがあると書かれています。また「この人の意識状態は如何？」という問いを常に自分に投げかけるのが大事とあり，肝に銘じたいところです。

　では実際，どのように意識障害を疑うのでしょうか。先ほど挙げた書物も踏まえて，私が実践していることを紹介しましょう。

　脳外科などは，例えば名前や年月日を答えさせることから入られると思いますが，精神科領域ではもう少し微妙で，むしろ自由に話してもらい，少しピントが甘い，繰り返しが多い，言い間違いが多い，などで疑います。

　先日，うつ病の患者さんが数日分の薬をまとめて飲み，救急病院で点滴などの処置を受けてから当院に入院にされました。意識は一見清明で会話できる一方，行為を観察すると，手提げ袋の紐を結ぼうとしているのですが上手くできず，何度もやり直しています。軽度な意識障害ありと判断しました。このように，問診というより動作（目がうつろ，フワリと立ち上がってまた座る）から意識レベルを観察することが多いようです。ちなみにこの患者さんは入院後，つまり上記の数時間後には，薬の影響が抜け，すっかり清明になられました。

Part 2 面接と診断

5 精神症状を聞き取る

次の文章は，初診の19歳の女性が自ら語ったものです。

Q5 この中に，どんな精神症状があるか，見つけてみましょう。

例：寝付けない⇒入眠困難

今日初めて母と来ました。

高２くらいまでは真面目で成績も良かったのですが，ものを確かめるクセが出てきました。鍵を掛けたか心配になり，何度も確かめてバス停まで行ってまた家に戻ることも増えました。

何とか大学に入りましたが，鍵に加え，手が汚れているという思いが何度も頭をよぎり，何度も手を洗うようになりました。

そのころから寝付けなくなりました。何とか寝付いても１，２時間で覚めてしまいます。

寝不足が続いていたある日，バスの中でいやな思いをしました。向こうの中学生のグループがじろじろ私を見るのです。私をバカにしているに違いありません。途中でバスを降りると，誰かが追いかけて来るように思えます。ケイタイが鳴りました。ケイタイを通じて私を攻撃しているグループがあるのです。近所のオバサンがそのボスです。大学の友人も今やグルです。私が心の中で思ったことを彼らは知っているみたいです。

またある日，不思議なことが起こりました。知らない人の声で「お前はバカだ」と聞こえたのです。

母にこのことを話したら，母も私の様子が変だと心配しており，一緒に来ました。自分でも少しはヘンと思いますが，今言ったことは事実です。

Part 2

◈ 解説

この症例は精神疾患の筆頭ともいうべき統合失調症です。どんな疾患か，できるだけ平たく最大公約数的に述べますと

20代頃に発症し，幻覚や妄想，自我障害（自分と他者との垣根があいまいになる）や思考障害をきたし，治療により寛解するケースがある反面，幻覚妄想といった陽性症状が残存したり，自閉的で感情が平板になってしまう陰性症状が前景に立つケースもある，およそ120人に一人見られる疾患

となります。これを読んでから設問に戻られるとやりやすいでしょう。ただし，統合失調症ならではの症状が出てくるのは設問の後半で，前半はもう少し幅を広げた症状や疾患名が登場しますのでそのつもりでお願いします。

強迫症状（1個）

統合失調症ではその症状に先立ち，あるいは同時進行的に強迫症状が出ることがあり，冒頭部分で言及しています。

・ものを確かめるクセ……鍵を掛けたか心配になり，何度も確かめて……
・手が汚れているという思いが何度も……
・何度も手を洗う……

といった箇所が相当します。不快な考え（強迫観念）が何度も頭に浮かび，そのため何度も同じことを繰り返しています（強迫行為）。

「鍵をかけ忘れたのでは……」くらいは誰にあってもおかしくありませんが，実際の症例ではこの程度では済まず，生活を脅かします。

また，「今日は傘を持って歩いた。どこかの子供の頬の当たったのではないか」と一見理不尽あるいは過度に道徳的な考えが何度も頭に侵入することもあります。強迫症状は統合失調症にも見られますが，設問後半のような統合失調症ならではの症状がなく強迫症状がメインなら「強迫症／強迫性障害」が診断名になります。DSM-5では強迫性障害が独立した一つの章になっており，皮膚むしり症やためこみ症（近年，ごみ屋敷として社会問題になっているケースはこれである可能性あり）もこの章に含まれます。今

担当している皮膚むしり症の女性は2時間以上，出血するほど足の裏の皮膚をめくります。薬物を工夫していますがうまくいきません。

睡眠障害（2個）

・寝付けない
・寝付いても１，２時間で覚める

　入眠困難，中途覚醒といわれる症状です。不眠は統合失調症ではもちろんの事，たいていの精神疾患に見られるといっても過言ではありません。睡眠障害については別の設問で後述しましょう。

妄想（3個）

・私をじろじろみる
・私をバカにしているに違いない
・誰かが追いかけて来る

　順に，注察妄想，被害妄想，追跡妄想といいます。注察妄想は人々が自分を注視しているというものです。被害妄想は自分が被害，迫害を受けているというもので，統合失調症に見られる最も一般的なものです。あの人の咳払いは私に風邪をうつそうとしていると言う場合，人の行為が自分に向けられたと結びつけているため関係妄想といいますが，被害的ニュアンスを伴うことも多く，被害関係妄想と表記してもいいでしょう。追跡妄想は文字通りで，統合失調症以外では覚醒剤精神病のケースが，ヤクザから，あるいは警察から追われていると主張することを経験します。他の妄想としては，自分が発明したと言う発明妄想（キティは私が発明したと言った人がいました）や，有名人から愛されているという恋愛妄想などが統合失調症の他，躁状態（後述）で出現することがあります。ちょっと特別なものに替玉妄想があり，身近な人，例えば配偶者が，姿，形はそっくりなのに別物だと思い込むことで，難治の場合が多いようです。

　こうした妄想の聴取にあたっては，比較的文字通り「嫌がらせとかありませんか。噂されてませんか，付け狙われてませんか」と問います。よくぞ聞いてくれたと語りだすことも，猜疑的で語らないこともあります。表情の変化やアイコンタクト，口ぶりを参考にしながら判断しています。

Part 2

妄想体系

・ケイタイを通じて…グループがある…近所のオバサンがボス…友人もグル…

　妄想がどんどん広がっています。「妄想体系」ですね。（Q1参照）

考想察知

・心の中で思ったことを彼らは知っている

　このように，自分の考えが他者に知られてしまう体験を，考想（思考）察知といいます。自分の考えが言いもしないのに他者に伝わっていく考想（思考）伝播もあります。考えが取られるなら考想（思考）奪取，逆に他者から吹き込まれるなら考想（思考）吹入です。様々な統合失調症の症状の中でもこのような「自分が漏れる，自分と他者の垣根がなくなる」ことこそ中核的な症状です。自分が操られる（作為体験）が出現することもあります。また，同じように中核的な症状として，「両価性」があり，一つの物事に相反する感情を持つことをいいます。

幻覚

・おまえはバカだと聞こえた

　幻聴ですね。もし「手を挙げろ」と聞こえて実際に挙げる場合，幻聴に支配された，あるいは幻聴に左右されたと表現し，程度や行動内容によっては入院を考慮しなくてはなりません。
　稀な幻聴に音楽幻聴があり，『幻覚』（精神医学レビュー No31）によると主に老年期の難聴者にあるとあります。今，担当している慢性期の統合失調症のケースには難聴はなく，民謡が聞こえるとのこと。左右されたり行動化はしておらず，穏やかですのでこの症状のために薬を増やすことはしていません。

病識欠如

・少しはヘンと思うが事実…

　こうした状況を「病感はあるが病識は無い」といいます。病感とは，何かおかしい，

以前とは違うという感覚で，統合失調症の発症間もない頃によく出現します。病識とは，幻覚や妄想といった症状が異常であり，病気なのだという認識です。一般に統合失調症では「病識欠如」ですが，その程度は様々で，治療が進むにつれて歴然とした病識まで行かずとも，症状を客観視できるようになることはよく見受けます。

設問の中にはない症状についても解説しておきましょう。

思路の障害

この例題では，文章を明確にするために，本人は理路整然と語っているように書きましたが，実際にはそうはいきません。それは思路の障害があるからです。思路は考えの筋道で，統合失調症では乱れます。程度は様々で，軽いもの（連合弛緩）から重いもの（支離滅裂），果ては全く言葉がバラバラ（言葉のサラダ）まであります。以下は，慢性期の統合失調症の人が以前に言ったことをできるだけ忠実に書いたものです。

わたし，そうわんてんぽ，まいこさん，孤独から舞い上がる

まいこさん　は京都の病院ですので舞妓でしょうが，そうわんてんぽ　はわかりません。当人が作ったのなら「言語新作」と呼ばれます。

興奮，自閉

設問の患者のように，本人がもの静かに語るとは限りません。幻覚や妄想が活発なため猜疑的あるいは興奮していることがあり，逆に，自閉的，受動的で話さないこともあります。すでに繊細な高等感情が損なわれているケースでも会話が進まないことがあります。

この症例では母親が付き添っています。そんな時，担当医やケースワーカーは本人に，先にご家族からお話を伺いますね　と声を掛け，本人の同意を取ることが大切です。

二人組精神病

稀ですが，家族も同じ妄想などの症状を持っていることがあり，「二人組精神病」と呼ばれます。例えば，隣人がビームを飛ばしてくると母と娘（どちらかが発端者で片方

が感応された）が主張します．この場合，二人を引き離して別々に治療するのが良いとされています．

設問のケースがもし実際のケースなら，薬物としては
　　　アリピプラゾール　12mg
あるいは
　　　リスペリドン3～4mg（ただしプロラクチン上昇による乳汁分泌に注意）
くらいからは始めるのが妥当でしょう．糖尿病が無ければクエチアピンやオランザピンも候補に挙がります．クエチアピンなら150～300mg，オランザピンなら5～10mgからスタートし，調節していきます．本症例は興奮していないためブロナンセリンも上がりますが，積極的に第一選択というほどでもないと思われます．

　この設問の最後に，実際の診察場面の流れをザッと紹介しましょう．仮に設問のように患者が語った場合，まず予診者がそれを聞き取りまとめます（次の設問参照）．次が診察で，予診を踏まえてさらなる質問をしてゆきますが，患者の話を共感を持って聞くことが肝要で，適当な相槌や，相手の言ったことを繰り返して述べるのも役立ちます．そうしたやり取りの中で，表情や話ぶり，声のトーン，態度や礼容の有無，着衣の様子などを観察し，意識はどうか，知的にはどれくらいの水準か，性格的にはどうかを思い描くと同時に，先に皆さんに上げてもらった様々な精神症状を記述してゆき，該当する診断名を絞ってゆきます．身体因が疑われたり，それをルールアウトしたい時には，血液検査（特に甲状腺ホルモン値は測定します）や頭部CT，本症では扱っていませんがてんかんを疑うなら脳波が必須でしょう．こうして診断に辿り着きますが，精神科ではいくつかの診断が併存することがあるのを知っておいてください．

◇ 解答

 この中に，どんな精神症状があるか，見つけてみましょう．

　さて，どれだけの症状が見つかりましたか．
　全部で10個あり，

分類	個数
強迫症状	1
睡眠障害（入眠困難，中途覚醒）	2
妄想（注察妄想，被害妄想，追跡妄想）	3
妄想体系	1
考想察知	1
幻覚（幻聴）	1
病識欠如	1

抜き出し	得点
10個	4点
6−9個	3点
4−5個	2点

とします。

　なおカウントの仕方には含みがあり，あくまで目安と思ってください。たとえば強迫症状を強迫観念と強迫行為の二つとカウントしても構いません。

DSM−5 の診断基準抜き書き　統合失調症

A．（1）妄想（2）幻覚（3）まとまらない発語（4）まとまらない行動（5）陰性症状

　　（1）〜（5）のうち二つ以上が存在。少なくとも一つは（1）か（2）か（3）

B．発症前より機能レベルが低下

C．障害の徴候が少なくとも6ヵ月間存在

D．統合失調感情障害と「抑うつ障害または双極性障害，精神病性の特徴を伴う」が除外できる

E．薬物乱用や他の疾患によるものではない

　上記は DSM−5 の診断基準を抜粋・要約したものですので詳しくは DSM−5 をご覧下さい。

❖コラム

2 ◉ 『二人椀久』─偽幻覚か

コラム1（『隅田川』）で幻視と幻聴を紹介しました。その続きに，幻視が主役ともいうべき作品に触れましょう。

　江戸時代，大阪の堺筋に椀屋久右衛門という豪商がいました。実在の人物です。廓で松山という花魁に入れあげ，資産を使いはたして精神変調をきたし，いわゆる座敷牢に入れられたとされています。

　椀屋久右衛門は，歌舞伎の演目では椀久と呼ばれ，いくつかの演目で取り上げられています。中でも『二人椀久』という舞踊劇が有名です。

　照明を落とした舞台では，恋人の松山太夫と別れ，精神変調をきたした椀久が一人，舞っています。一人で笑ったり，何かを指差したりする振り付けは，幻聴や幻視を暗示しています。

　彼はしばしまどろみます。すると舞台の奥から松山太夫が忽然と現れます。椀久は松山の出現に少し驚く動作を見せますが，再会を喜び合い，懐かしみ，曲がアップテンポになるにつれ二人の舞も境に入ります。しかし楽しい逢瀬は長くは続きません。松山は彼の手からすり抜けるような動きを繰り返すようになり，やがて消えてしまいます。松山が見えなくなった椀久は絶望し，彼女の面影を求めて宙をさまようような動きを見せるうち幕となります。

　椀久の幻視であるはずの松山太夫が実際に舞台に現れ，美しい女形と椀久が二人で舞い，幻想的なムードを醸すのが作品の趣向です。演者としてはともに故人ですが，五代目中村富十郎の椀久，四代目中村雀右衛門の松山大夫が有名で，今も思い出すたびに二人の醸す世界に酔わされます。

　松山は，椀久にはどのように見えているのでしょうか。そこで思い出すのが「偽幻覚」という用語です。定義がいろいろあり一定しませんが，真性の幻覚というよりイメージであり画像的という記載もあり，これに従えば，松山太夫の幻視は彼女を慕う椀久の「偽幻覚」ではないかと私は踏んでいます。

6 予診を読み解く

これは，初診の40歳の男性の予診をPSW（精神保健福祉士　psychiatric　social worker）の新人がとったものです。

Q6-1 　Q5の統合失調症同様，どんな精神症状があるか見つけましょう。

ただし，新人が書いたため，一般用語と専門用語が混ざっていたり，間違っていたり，聞き漏らしがあったりします。その点にも注意して見つけましょう。

予診　　X年7月9日初診

「症例」　　　40歳　男性

「主訴」　　　寝られない　　物事に集中できない

「既往歴」　　30歳時，過敏性腸症候群

　　　　　　　35歳時，肝臓が悪いと言われた

「家族構成」　妻と娘二人，キーパーソンは妻

　　　　　　　いとこがうつ病で自殺

「現病歴」

　大学卒後，建築関係の会社に勤め，転職歴は無い。

　4月にプロジェクトチームのリーダーになり，残業が増えた。次第に寝られなくなった。気分もうっとうしくなり，会議に集中できない。気分は一日の中では朝に特にうっとうしく，夕方はましで日内変化する。

　書類を決裁する時，ハンコを押していいか決められない。

　もともとゴルフが好きだったが，行っても楽しいと思えず，最近は行ってない。

　自殺したいとは思わない。幻覚はない。食事はしているがおいしくなく，体重が減った。

に対して敏感といった特性を有します。また，「冬季うつ病」は高い緯度の地域に見られ，過眠過食を伴い，治療としては高照度光療法が知られています。

物事に集中できない（「現病歴」欄では「会議に集中できない」が相当）

うつ病では集中力が落ち，例えば読書しても数行しか読めないと訴えます。考えが進まず，「頭が真っ白」「頭にブレーキがかかった」という表現もよくあります。後に出てくる「決定力の低下」も出現しやすく，こうした精神活動の停滞や，それに伴う不活発を制止といいます。

集中力を欠く状態で物事を行うと，あとでそれを思い出せないことがあり，認知症になったのではないかと余計に自信をなくし，自己評価を下げ，さらに抑うつ的となるという悪循環に陥りかねません。気力も減退し，おっくう感が強いと，歯を磨く，かかってきた電話にでるといった些末な日常の動作さえままならないことがあります。

過敏性腸症候群

過敏性腸症候群がうつ病患者全員に見られるわけでは当然ありませんが，心因の絡む身体疾患であり，もう少し詳しく予診を取ってほしいところです。何時頃からどんな症状（便秘型か下痢型か，混合型かなど）があるのか，今も続いているのか，などです。日本消化器病学会「機能性消化管疾患診療ガイドライン2014」によると「患者の消化器症状がストレス自覚時に増悪」とありました。精神科の初診時にすでに治療薬であるポリカルボフィルカルシウム等に加えて，消化器内科でも抗不安薬や抗うつ薬が処方されていることがあり，重複しないようチェックすべきでしょう。

肝臓が悪いと言われた

肝臓が悪いだけでは精神症状と言えず，答えとしてピックアップされなかった方もあるでしょう。しかし，たとえばアルコール歴はどうか，ウイルス性肝炎なのか…。後者なら，治療としてのインターフェロンでのうつ…となると精神症状に絡んできます。

気分もうっとうしくなった

中核的な症状，すなわち「抑うつ気分」です。「気分はどうですか」と問うと，表現は人によって異なり，「うっとうしい」「落ち込む」「ふさぎ込む」「うつっぽい」と様々です。若い人の場合「ムカつく」「へこむ」という表現に抑うつ気分が潜んでいることも散見します。

なお，この予診の欠点は，症状がいつから始まったかが明確に記されていないことです。DSM-5では症状が2週間続くことが必要ですので，予診に盛り込んでほしいところです。

気分は一日の中では……

一日の波に着目したのは良いことです。内因性のうつ病では朝に重く夕方には幾分ましなことが多いようです。ただし用語は日内変化ではなく日内変動です。

ハンコを押していいか決められない

こういった決断力の低下は生活全体に影響します。卑近な例では，主婦がうつ病になった時，スーパーマーケットでカゴを持っても何を買っていいか決められず，家事がはかどりません。

ゴルフが楽しめない

これも大切な症状で，「興味または喜びの喪失」といわれます。より専門用語を当てはめるなら，快楽消失（アンヘドニア）です。問診では私の場合，「趣味はと聞かれれば，どうお答えになりますか」と問い，カラオケと答えれば「今，誰かがカラオケに誘えば行けそうですか」と質問すると，それどころではないという意の答えが返ります。

自殺

予診段階でこれを聞くのはしんどいかもしれませんが，診察では必ず聞く必要があります。

聞き方としては，「消えてしまいたいと思いますか」などです。さらに，「ビルの屋上へ行ったのですか」とか，「ロープを用意したのですか」など具体的な用意をしたかどうかも，うつ病の重症度や切迫度，入院の必要性を決めるのに必要です。一般に，この質問をすることでかえって自殺に駆り立てることは無いとされています。

一度自殺未遂をした人はまた，試みる可能性があることも頭に入れておくべきでしょう。また，こういったケースに「自殺しない」と約束させることは効果があり，治療同盟という観点からも大切だと思います。

なお，この症例では自殺念慮は否定しており，答えとしてピックアップされなかったでしょうが，知っておいてほしい項目のため記載しました。

幻覚は無い

　予診を取った PSW は統合失調症同様，幻覚を聞かねばと思ったのでしょうが，うつ病なら幻覚ではなく妄想を聞き出しましょう。

　うつ病でも以下のような妄想が出現することがあります。

　　罪業妄想：自分は罪深い人間だ

　　貧困妄想：一銭の蓄えもない貧乏人だ

　　心気妄想：治療できない病気になっている

であり，まとめて微小妄想といいます。シュナイダー K. は，こうした妄想は人間の原不安がうつにより露呈したのだといいました。（『現代精神医学事典』の［微小妄想］の項より）

　さらに重篤なものとして，自分の体は存在せず，死ぬことさえできずに未来永劫，苦しまなければならないと思い込むコタール症候群が，稀ですが存在します。

食事はしているがおいしくなく，体重が減った

　DSM-5 では「有意の体重減少または増加，またはほとんど毎日の食欲の減退または増加」ですが，「何キロ痩せましたか」と問うより，「食事はどうですか，おいしいですか，味はわかりますか，空腹感や満腹感は分かりますか」の方が，食への興味が失われているかどうかを含めて聞き出せます。食欲の落ちている人，食べなければと義務的に食べて体重は減ってない人など様々です。

　上記では触れなかった［家族構成］に書かれていることにも少し言及しましょう。キーパーソンとは，要（かなめ）となる人のことで，その人の働きかけがあれば家族全員が動くと言った人です。予診段階で明らかになれば，今後の家族面談に活かせます。

　いとこがうつ病は，［家族構成］欄ではなく［家族歴］として書くべきでしょう。家族歴の聴取はデリケートな部分を孕みますが，遺伝負因のみならず，家族の心理的あり方が想像できる（例えば，息子が引きこもっているなら，それが両親にとってストレスになっていると思える）こともありますので，いろいろ聴取したいところです。

Part 2

◎ 解答

A6-1 先ほどの統合失調症同様，どんな精神症状があるか見つけましょう。

カウントする項目	個数
不眠，集中困難，抑うつ気分，日内変動，決定力低下，興味または喜びの消失，食欲低下	7
自殺，幻覚	2
（症例にはないが着目点としてカウント）	
関連する身体疾患	2

抜き出し	得点
6以上	4点
4-5個	3点
3個以下	2点

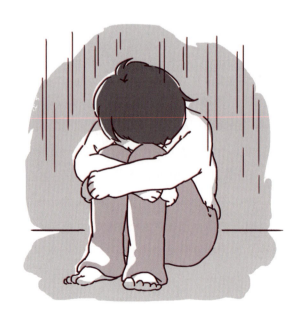

Q6-2 先のQの予診の中で，どうしても聞いておいてほしい項目が抜けています。何でしょうか。

何か一つでも思いつかれれば点を差し上げます。しかし，これは！　という譲れない一項目が抜けています。

何でしょうか。あえて選択肢は設けていません。

ヒント　その1
　この項目によっては診断がうつ病から別のものに変わります。
ヒント　その2
　逆の発想が必要です。

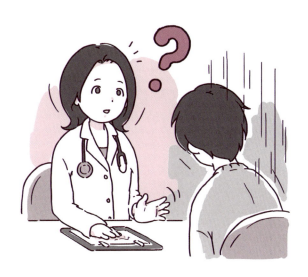

Part 2

◎ 解答

A6-2 Q6-1の予診の中で，どうしても聞いておいてほしい項目が抜けています。何でしょうか。

いままでの人生で 躁状態を呈したことがあるか

です。もちろん答えは他にもありましょう。違法薬物を使ったことがあるか，女性のケースなら月経周期との関連も尋ねたいところです。しかし，躁状態があったかどうかにより診断が変わり，薬物も変わってきます。

	得点
「いままでの人生で 躁状態を呈したことがあるか」以外，上記の違法薬物歴，月経周期などを思いついた	1
ヒントで「いままでの人生で 躁状態を呈したことがあるか」を思いついた	2
ヒントなしで「いままでの人生で 躁状態を呈したことがあるか」を思いついた	4

◎ 解説

躁状態があったかどうか，どうやって聞けばよいでしょうか。私はこんな風に聞きます。

今まで，気分が盛り上がったり，寝なくても元気だったり，よくしゃべって喧嘩したり，財布の紐が緩んだりした時期，ありませんか

では，躁状態とはどんなものでしょうか。一般の方は「幸福な気分の状態」をイメージされるかもしれませんが，そんな生易しいものではありません。気分は異様に高揚し，態度は尊大で，イラつき，よく怒り（易怒性），思い立ったらすぐ実行し（行為心迫），誇大的で，話題は次々転じます（観念奔逸）。不眠がちでも活動は衰えません。暴力も見られ，入院に至った場合，隔離や拘束を余儀なくされることもあります。浪費，乱買し，自分の経済力を超えて使います。問診では「今の気分は」と聞くまでもなく次々と話し続け，立ち上がって診察とは無関係なことを堂々とやり始め，こちらが制す

36

ると怒り出すなどが見られますので，問診というより行動観察で診断できます。

　うつ病で妄想が見られたように躁状態でもみられることがあります。「俺は仕事が良くできる」くらいなら誇大的で済みますが「俺のおかげでこの会社は，いや世の中は廻っている，俺のクレジットカードには上限がないからいくらでも使えることになった。発明だってできる」とくると誇大妄想です。

　こういうケースと接する時，以下の二つのうちどちらがいいでしょうか。

1．スタッフも高圧的に，ビシッと対応する。
2．穏やかに，相手をちょっとたてるようにする。

1は危険です。2が妥当です。

　最近精神科では，うつ病と診断して治療してきた人の中に，実は双極性障害が混ざっているのではないかという目で見る姿勢が求められており，実際に病名変更に至ったケースも報告されています。
　うつ病相しかないのが単極性うつ病，躁病相もあるのが双極性障害ですので，過去の躁病エピソードに着目することが大切なのです。

　双極性障害のうち

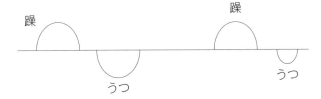

のパターンを双極Ⅰ型，

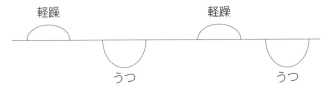

を双極Ⅱ型といいます。

Part 2

躁病エピソードと軽躁病エピソードの差は，おおまかにいうと後者は入院を要しない程度と思っていいでしょう。また，一回でも躁病エピソードの基準を満たせば，双極Ⅰ型にはいり，Ⅰ型では抑うつエピソードの存在は診断の必須ではありませんが，経過をよく観察すると存在する例がほとんどです。

双極性障害の薬物療法の基本は炭酸リチウムです。400〜800mg がよく使われます。ただし，１年に４回以上再発するラピッドサイクラーとよばれるタイプでは炭酸リチウムが効きにくいとされています。躁状態が強ければ抗精神病薬（アリピプラゾール，オランザピンなど）やバルプロ酸ナトリウムも併用，もしくは単独での使用も行われます。

Ｑ６の予診症例に，躁を呈した過去が無く，現時点では単極性うつ病と考えられるなら，薬物療法としては SSRI（後述）から始めるのが妥当でしょう。例えば，パロキセチン10mg から始めて漸増し，それでもうまくゆかなければタイプの違う抗うつ薬や増強療法（後のＱで出てきます）を考慮します。もしＱ６の症例が本当は双極性障害であるのにそれに気づかず抗うつ薬を処方すると躁転する危険があります。

現時点でうつ状態を呈している場合でも，ひょっとしたら双極性障害ではと疑うヒントはないものでしょうか。一般的に，若くして発症している，双極性障害の家族歴がある，いままでに何回もうつ病相を経験した，などは双極性障害の可能性ありとされています。先述のような「抗うつ薬で躁転」も双極性障害を疑う手掛かりになります。

7 幻聴は覚醒剤？　統合失調症？

AさんとBさんCさんは全員幻聴があります。

Q7 症状の特徴や雰囲気から見て，誰が統合失調症で誰が覚醒剤精神病か考えてください。

1. Aさん　意識清明。疎通は保たれている。焦燥感あり。「あそこに立っているのは私服警官で自分を見張っているんだ」「友達から連絡があった，金を巻き上げようという魂胆だろう。そうに決まっている」と述べる。

2. Bさん　意識清明。幻聴と会話しているらしく独り言を言っている。「私は誰かに操られている。誰かは…テレビが…陥れよう，隣の…」と述べるうちに脈絡がなくなる。

3. Cさん　意識清明。態度が尊大である。「私は天皇の生まれ変わりだ。そう吹き込まれた」と言い，周囲のとりなしをはねつけている。

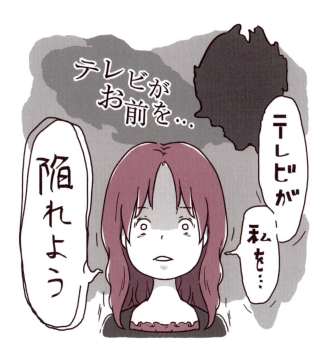

Part 2

◎ 解説

統合失調症，覚醒剤精神病共に幻覚や妄想は出ます。

時に，精神科初心者のスタッフに，幻覚妄想があるイコール統合失調症としてしまう人がいますが，これはいただけません。

覚醒剤精神病は生活歴や現病歴，もしあれば前腕部の注射痕から疑いますが，情報が不足することもあります。家族から聞く，あるいは複数回の受診後，関係性を築いてから再度生活歴を聞くスタンスも必要です。治療を進める中で，もし生活保護受給者なら，福祉のケースワーカーとタイアップすることもあるでしょう。症状の特性としては，統合失調症に似た症状が見られる反面，統合失調症より疎通が保たれ，妄想の内容が被害的で勘繰りが多い傾向にあり，例えばたまたま診察室にかかってきた電話に「オレのことか」とソワソワして尋ねられた例を経験しました。

ちなみに幻覚や妄想を出す身体疾患や薬剤については下の表を見てください。

表1　幻覚・妄想がみられる疾患や薬物

精神疾患	統合失調症，統合失調感情障害，妄想性障害，急性一過性精神病性障害，うつ病，双極性障害，パーソナリティ障害，解離性障害，せん妄，認知症，ナルコレプシー
脳・神経疾患	脳血管障害，脳腫瘍，脳炎，神経梅毒，てんかん
全身疾患	代謝・内分泌疾患，電解質異常，膠原病，ビタミン欠乏症
精神作用物質	アルコール，アヘン，大麻，覚醒剤，コカイン，LSD，危険ドラッグ
薬物	副腎皮質ステロイド，抗パーキンソン病薬，抗ヒスタミン薬，抗コリン薬，睡眠薬，抗不安薬，麻薬性鎮痛薬，抗菌薬

日医雑誌 2014; 143(7): 1463

◎ 解答

設問に戻りましょう。

A7 症状の特徴や雰囲気から見て，誰が統合失調症で誰が覚醒剤精神病か考えてください

1．Aさん　　……疎通は保たれている。焦燥感あり。「あそこに立っているのは私服

警官で自分を見張っているんだ」……………………………………… **覚醒剤**　　2点

疎通が保たれ，妄想の内容が被害的で勘繰りが多い傾向という，覚醒剤精神病の特徴が見られるのは A さんですね

2．B さん　……「私は誰かに操られている。誰かは…テレビが…陥れよう，隣の…」と述べるうちに脈絡がなくなる。………………………………… **統合失調症**　　2点

支離滅裂に加えて作為体験がみられ，Q5で見たようにこれらは統合失調症の特徴です。

3．C さん　……「私は天皇の生まれ変わりだ。そう吹き込まれた」と言い，周囲のとりなしをはねつけている。………………………………… **統合失調症**　　2点

自我障害である思考吹入が見られます。Q5で見たようにこれは統合失調症の特徴です。

6点満点

　上記の解説の如く，1を覚醒剤精神病，2と3を統合失調症としましたが，実際には鑑別が困難なケースも経験し，統合失調症の何らかの素因が覚醒剤により誘発されたのではないかと解釈する場合も存在します。

Part 2

DSM-5の診断基準 抜き書き　躁病エピソード

A．気分が高揚し，易怒的で，活動が亢進した期間が少なくとも1週間，ほぼ毎日続く。

B．（1）自尊心アップ，（2）睡眠の減少，（3）多弁，（4）観念奔逸，（5）注意散漫，（6）活動アップやイライラ，（7）良くない結果につながる活動にのめりこむ
　　上記のうち三つ以上

C．これらの症状は著しく入院を要すほどである

D．薬物乱用や他の疾患によるものではない

DSM-5の診断基準 抜き書き　軽躁病エピソード

A．気分が高揚し，易怒的で，活動が亢進した期間が少なくとも4日間，ほぼ毎日続く。

B．躁病エピソードBに同じ。

C．普段のその人とは異なる。

D．このような変化は他者から観察できる。

E．入院を要するほどではない。

F．薬物乱用などによるものではない。

DSM-5の診断基準 抜き書き　抑うつエピソード

A．以下のうち，5つ以上が2週間存在する。症状のうち一つは（1）あるいは（2）
　　（1）抑うつ気分，（2）興味や喜びの減退，（3）体重や食欲の変化，（4）不眠または過眠，（5）イライラまたは制止，（6）疲労感，（7）自分に価値がないと感じる，（8）集中力を欠き，決断がしにくい，（9）死を考える

B．症状のために機能の障害をきたしている

C．薬物乱用や他の疾患によるものではない

双極Ⅰ型：少なくとも一つの躁病エピソードがある。
　　　　　抑うつエピソードもよく見られるが必須ではない
双極Ⅱ型：少なくとも一つの軽躁病エピソードと，少なくとも一つの抑うつエピソードがあり，躁病エピソードはない

8 特定の人に対する猜疑

　50代男性。家族は妻と子供二人である。転職歴は無く，現在の会社でも要職についている。30代の時，町内会の役員を2年間，引き受けた。それ以降，歴代の役員が自分を監視し，見張っていると信じ込み，今も役員と小競り合いになることがある。

　役員以外の人との会話はよくしており，趣味のカラオケにも仲間がいる。

Q8 診断は何でしょうか。

1．統合失調症（妄想型）
2．シゾイドパーソナリティ障害
3．妄想性障害

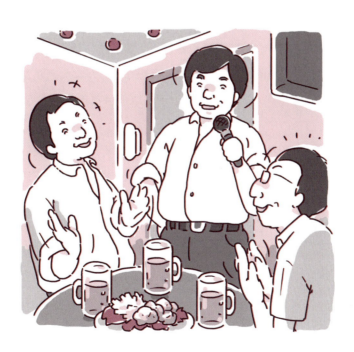

Part 2

◆ 解説

　さあ，どんな症状があるでしょうか。うつ病であることはすぐおわかりいただけると思います。

　まずはうつ病がどんなものか，先ほどの統合失調症同様，できるだけ平たく書きましょう。

> うっとうしい気分が続き，今まで興味のあったことが楽しいと感じられなくなり，それ以外にも，体重が減る，睡眠が障害される，やる気が出ない，おっくうだ，集中できない，死にたくなるなどが見られる疾患です。気分や意欲の障害は目立たず，身体症状が強いタイプは仮面うつ病と呼ばれます。「うっとおしい」「楽しめない」のうち少なくとも一つ該当すること，症状が2週間以上にわたりほぼ毎日続くことが条件です。人生における様々な出来事が発症の引き金になりますが，昇進など喜ばしいライフイベントも誘因になりえます。

　当院では初診患者の予診を PSW が取っています。他の精神科病院でもそうされている所は多いでしょうし，大学病院では研修医かもしれません。病歴を取ってまとめることは予診者にとってスキルアップになる上，すぐれた予診は診察の大きな手助けになります。一般的に予診は専門用語で書く必要はなく，平たい言葉で書いて構いません。統合失調症の設問同様，練習の意味で症状を拾い出しましょう。

寝られない（「現病歴」欄では「次第に寝られなくなった」が相当）

　予診としては「寝られない」だけでなく不眠のパターンを聞いてほしいところです。不眠のパターンには，寝付けない入眠困難，何度か目覚める中途覚醒，早くに起きてしまう早朝覚醒，しっかり寝た気がしない熟眠困難があり，薬の使い分けは Q14 で触れています。

　従来うつ病では早朝覚醒が多いと思われてきましたが，実際には入眠困難，中途覚醒，早朝覚醒，そして過眠もみられ，早朝覚醒だからといって，うつ病だというわけでもありません。ある記事に，うつ病ではおよそ9割の人に睡眠障害があり，そのうち9割が不眠で残りの1割が過眠とありました［日本医師会雑誌 2015; 143(12): 座談会：睡眠障害を取り巻く諸問題］。過眠と言えば，特殊なタイプのうつ病に過眠が見られることがあります。「非定型うつ病」では，過眠，過食，極端な疲労感，そして拒絶や批判

30

Part 2

◎ 解答

A8 診断は何でしょうか

1. 統合失調症の妄想型 ……………………………………………………… ✗ 0点
   後述。

2. シゾイドパーソナリティ障害 …………………………………………… ✗ 0点
   次頁の解説を参照。

3. 妄想性障害 ………………………………………………………………… ○ 4点
   後述。

◎ 解説

統合失調症には,

　　妄想型：妄想が中心。幻聴もある。陰性症状（感情鈍麻や自閉）は強くない

　　破瓜型：発症年齢は若く,思路はまとまりに欠け,衒奇的なところも見受ける

　　緊張型：緊張病症状すなわち興奮や昏迷,反響言語など見られる

　　単純型：はっきりした陽性症状（幻覚,妄想など）がなく,陰性症状が進む

があります（ただしこういった分類は最近では以前ほど重視されなくなりつつあります）。

　Q8の症例はどうでしょうか。役員への被害妄想があり統合失調症の妄想型に近そうですが,統合失調症である限り,もう少し他の症状,例えば幻聴や自我障害があってもおかしくないところです。

　本症例では妄想以外は「普通」と思われるのが特徴で,社会的にも家庭的にも適応しており,このような症例を妄想性障害といいます。DSM-5では「妄想またはそれから波及する影響を除けば,機能は著しく障害されておらず,行動は目立って奇異であったり奇妙ではない」となっています。

　妄想性障害における妄想は様々で,被害的なものも誇大的なものもあります。本症例では大きな行動化はありませんが,妄想が強いあまり,相手を攻撃したり,法的な手段に訴えたりすることもあります。妄想性障害の治療は抗精神病薬が中心ですが,統合失調症以上に病識を欠くことが多く,受診そのものや服薬を拒むこともあり,治療がはばまれるケースも稀ではありません。

44

さて，設問の中に「転職歴は無く」（Q6にもあり）と，何故わざわざ書かれているのかと思われた方もあるかと思います。ちょっと解説しましょう。

自分の可能性を求めて転職される人もいます。勤めたところがいわゆるブラック企業なら早めに転職した方が賢明でしょう。

しかし何らかの精神的要因で転職し，転職の回数が多くなる人もいます。例えば

・統合失調症が発症したため，今までの社会機能が果たしにくくなった
・躁病エピソード，うつ病エピソードが出現した
・自閉スペクトラム症やADHDのため，会社で上手くいかない
・アルコールやギャンブル依存に陥った
・偏ったパーソナリティ障害のため社会の中で無理が生じた

などです。こうして見ると，診断にあたり転職歴に着目する意味がお分かりいただけると思います。

パーソナリティ障害の治療

2のシゾイドパーソナリティ障害とは，パーソナリティ障害の一つです。そもそもパーソナリティ障害の定義は難しく，できるだけ平たく述べますと，「感じ方や考え方，行動がその人の社会から極端に偏っている」もので，ちなみにシュナイダー，K.は「平均的なパーソナリティから逸脱し，その異常ゆえに本人が悩むか社会が苦しむもの」と述べました。パーソナリティ障害は様々なタイプに分類されており，その中でシゾイドパーソナリティ障害は人付き合いをせず，孤立し，他者との暖かな感情交流の乏しいタイプをいいます。設問の症例ではカラオケ仲間とは交流できており，選択肢から外せます。

では，パーソナリティ障害の治療はどうすればいいのでしょうか。これは迂闊に云々できない問題です。そもそも例えば反社会性パーソナリティ障害（他者の権利を侵害する反社会的な行動パターンをとる。冷淡で暴力もあり）の人が，自ら治療を求めて精神科に来るとも思えません。しかし，自分のパーソナリティの偏りのため悩んでいる人もあり，受診に結びつけば，症状をターゲットにした薬物療法や，心理教育的介入も試みられます。なお，精神科でよく遭遇する，あるパーソナリティ障害の一つは，後のQの選択肢にでてきますよ。

❖コラム

3 ◉ 女装する盗賊—弁天小僧とお嬢吉三

　幕末から明治にかけて活躍した歌舞伎の作者，河竹黙阿弥は「白波もの」と呼ばれる盗賊を主人公にした作品を数多く書きました。盗賊といっても悪役ではなく，義賊だったりヒーローだったりと魅力を湛えています。中には女装して金品を奪い，強請りをする輩もいます。まず『弁天娘女男白波』から紹介しましょう。

　　歌舞伎をご存じない人でも「知らざあ言って，聞かせやしょう」というセリフは耳にされたことがおありでしょう。浜松屋という呉服店で，振り袖姿の弁天小僧が実は男と見破られて名乗る名場面です。七五調のセリフを連ね，オレが弁天小僧菊之助だと片肌を脱ぎ，入れ墨をみせて見得を切るとヤンヤの拍手です。
　　もう一人，女装の盗賊としてお嬢吉三がいます。『三人吉三』という芝居で，お嬢吉三，お坊吉三，和尚吉三という似た名前を持つ三人が義兄弟となって悪事を働き，最後は討手にかかるという物語です。『弁天』は錦絵の連続のような痛快劇ですが，『三人吉三』は因果が絡み，江戸の暗部を感じさせます。

　こうした作品の違いゆえでしょうか，二人の女装の盗賊のタッチが違うことは歌舞伎好きの間では知られています。弁天小僧は芝居を見る限り，盗みや騙りをするときだけ女装しているようです。先ほど触れたように，男と見破られてからは女の着物を脱ぎ棄て態度も少年っぽくなります。

　一方，お嬢はどうでしょうか。普段からずっと振袖を着ています。お嬢のセリフによると，五歳で誘拐され，旅役者の娘役となり娘姿で歩いていたところ，女と間違えられ口説かれて，それで悪事を働くようになったとのこと。ひょっとしたら彼は，幼少期から自分は女の扮装の方がしっくりくることに気づいていたのかもしれません。

　空想の域ですが，弁天は強請りの手段として女装しているだけ，一方お嬢はそうではないと思われます。一般に，生まれ持った性と，自己の性への認識が一致せず，違和や葛藤，苦痛を感じているものを性同一性障害といいますが，このことで本人が医療の必要性を感じていなければ障害や疾患として扱う必要はなく，トランスジェンダーというと『日本医事新報』（No4709　2014／7／26）にありました。2016年11月15日の朝日新聞では性的少数者を取り上げ，トランスジェンダーを「生まれた時の性別にとらわれずに生きたい人」と端的に解説しています。

　舞台を見る限り，お嬢が性別のことで悩んでいる風には見えず，トランスジェンダーと思いますがどうでしょうか。

　弁天小僧，お嬢ともに様々な役者が扮し，それぞれの味を出しています。中でも尾上菊五郎の印象が強く，女装する盗賊の魅力を楽しませてくれます。
補足：DSM-5 では，性同一性障害は性別違和となっています。

46

9 平日は抑うつ的だが

20代の男性。大学卒業後，一流企業に勤務している。

勤務を始めて半年経った頃より，月曜日の欠勤が時に見られるようになった。

上司が叱責すると，イラッとして文句を言っていたが，次第に抑うつ的となり，食事量が減り出勤できなくなった。

一方，休日である土日は比較的元気で，友人と遊びに出かけ，結構よくしゃべり，騒いでいるという。

Q9 診断として何が妥当でしょうか

1．うつ病
2．双極性障害
3．持続性抑うつ障害（気分変調症）
4．いわゆる新型うつ

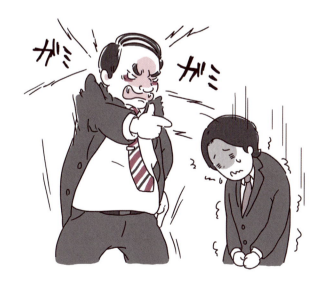

Part 2

◎ 解答

精神科医にはお馴染みでも他科の先生がはてなと思われるのがこの設問です。
選択肢を一つ一つ見てゆきましょう。

A9 診断として何が妥当でしょうか。

1. うつ病 ·· ✕
   うつ病はQ6で出ましたね。あの症例では好きなゴルフも楽しめず，興味喪失，
   快楽消失が見られました。ところがこの症例では結構楽しんでおり，Q6とはタッ
   チが違います。

2. 双極性障害 ··· ✕
   2については，土日は躁だと思われたかもしれません。しかしDSM-5では躁は
   1週間続くとあり，平日は元気がなく土日は元気というのは該当しません。

3. 持続性抑うつ障害 ··· ✕
   DSM-5では抑うつ気分がほぼ毎日，少なくとも2年間続くとあります。

4. いわゆる新型うつ ··· ◯   4点
   残るは4ですね。まずは解説をお読みください。

◎ 解説

　従来，どんな性格の人がうつになりやすいとされていたでしょうか。下田光造は熱
心，几帳面，一度湧き起こった感情が続くタイプを執着気質と呼びました。これに似た
ものにテレンンバッハのメランコリー親和型があります。このタイプは秩序に固執し，
他者のために存在しようとします。

　こういったタイプの人々がストレスを感じ続け，行き詰まるとうつになるのでは……
と思えますよね。

　しかし，近年，上記のようなマジメなタイプとはニュアンスの異なる新型の「うつ」
が出てきました。

　典型例は次に述べるような人たちだといわれます。いままでに大きな人生のつまづき
のない人が社会に出て，些細な失敗を上司に叱責され，会社に行きづらくなり，不安や
抑うつを呈します。しかし，趣味の領域への興味は衰えず，極端な場合には病欠期間中

48

に旅行に行ったりします。Q6の如く「物事が楽しめない」従来のうつ病とは趣きが違いますね。

　また，従来の内因性うつ病は本来，悪いのは私だ，責任は私にあると自分を責めるのですが，こういった新タイプのうつでは「自分ではなく上司が悪い，この会社が悪い，いやこんな社会が悪いんだ」と他罰的になりがちです。

　こうしたタイプは逃避型抑うつ（広瀬），ディスチミア親和型（樽味）などの概念が重なり合っているのが現状で，精神医学でどう扱うかはまだはっきりしていません。DSM-5では新型うつなるページはありません。日本うつ病学会治療ガイドラインにも「マスコミ用語である"新型（現代型）うつ病"などが，医学的知見の明確な裏打ち無く広まったため混乱を生じている」とあります。こうした事情を踏まえて本書では「いわゆる新型うつ」と記載しました。

　とはいうものの，日々の臨床でこのタイプではと思える人が受診し，対応を迫られることもあります。見極めるには，予診や問診をしっかり行うことが大切です。周囲からの叱責が続き，その結果，二次的に抑うつ的になっていることもあり，場合によっては抗うつ薬投与に踏み切ることもありえましょう。彼らが直面していることの具体的，現実的な解決策を探り，できるアドバイスはしていますが，対応に苦慮することもあります。会社員なら，本人の了承を得たうえで，会社の上司や産業医と連携するのも一案です。

4 ● 筆屋幸兵衛の症状

　中学生くらいの時でしたでしょうか。毎日のように歌舞伎演目の解説書を読み進めていた私は，ある物語─『水天宮利生深川』─のストーリーを知ってちょっとショックを受けます。

　時は明治の始め。世の中は激変します。元武士の幸兵衛は職を失い貧困の果て，子供を巻き込んだ一家心中を企てます。幼子を手にかけようとした瞬間，彼はわけのわからぬことを口走り，踊り，歌い，混乱を極めます。その挙句，そばにあった水天宮の額を小脇に抱え，川にざんぶと飛び込みました。助け上げられた幸兵衛に怪我はなく，精神も元通り。人々は，これも日頃信心する水天宮の額を持っていたおかげと口々に言います。

　幸兵衛が発症した時，こんなことを口走ります。「そもそも是は桓武天皇九代の後胤，平知盛幽霊なり」です。これは能の『船弁慶』や，それを元に書かれた歌舞伎の『義経千本桜』にも出てきますが，精神医学的に見ますと，自分を天皇の末裔と称するのは血統妄想と見なせなくもありません。私の知る限り，この種の妄想はそう多くはありませんが，天皇が絶対的な存在であった頃にはもっと頻度が多かったのかもしれません。

　幸兵衛の症状を精神科的に見てみましょう。発症が急で，活発な幻覚妄想を伴い，しかもそれらは変化に富みます。気分も非常に不安定で，劇的な病状であり，ICD-10の急性一過性精神病性障害に該当するようです。日本ではこれに近い疾患として，満田の非定型精神病があります。

　私も非定型精神病の病名は使っています。抗精神病薬がよく奏功する印象を受けますが幸兵衛の場合ですと，薬だけでなく，貧困や生活上の困難に対し，社会的なサポートシステムが必要でしょう。

　私がこの職業を選んだのも，ひょっとしたらあの幼い日，筆屋幸兵衛のストーリーを読み，精神の不思議さ，凄さに目覚めたからかもしれません。

10 日中の眠気

30代男性。日中の眠気がひどい。

会議中など，誰もが眠くなりがちな状況以外でも，抗いがたい眠気があることを主訴に受診した。

あなたに以下の三つの病名が浮かびました。

a　ナルコレプシー

b　睡眠時無呼吸症候群

c　概日リズム睡眠–覚醒障害群

Q10 鑑別する際，以下の症状や特徴は，それぞれ，a，b，c のどれを示唆しますか。

1．入眠時幻覚

2．いびき

3．睡眠麻痺

4．アゴのない体型

5．起きるべき時刻に，どう頑張っても起きられない

Part 2

◎ 解答

A10 鑑別する際，以下の症状や特徴は，それぞれ，a，b，c のどれを示唆しますか。

1．入眠時幻覚 ……………………………………………… **ナルコレプシー（a）**
2．いびき ……………………………………………… **睡眠時無呼吸症候群（b）**
3．睡眠麻痺 ……………………………………………… **ナルコレプシー（a）**
4．アゴのない体型 ……………………………………… **睡眠時無呼吸症候群**（b）
5．起きるべき時刻に，どう頑張っても起きられない‥ **概日リズム睡眠−覚醒障害（c）**

正解一つで1点，5点満点です。

◎ 解説

　ナルコレプシーは

・入眠時幻覚（就寝後まもなく，生々しく恐ろしい感じの幻視や幻聴が見られる）
・睡眠麻痺（いわゆる金縛りで体が動かず声も出ない）
・睡眠発作（急に強い眠気に襲われ眠ってしまう）
・情動脱力発作（大笑した時などにガクンと力が抜ける）

で特徴づけられます。稀な病気ながら，日本人の有病率は600人に一人と世界で最も高いとされています。オレキシン神経の後天的な破壊（自己免疫機序か）に伴う神経伝達障害によって生じるという仮説があります（日本睡眠学会『ナルコレプシーの診断・治療ガイドライン』）。

　問診時には上記の4つの症状を尋ねます。睡眠発作の聞き出し方としては「ものすごく眠たくなることがありますか」だけではナルコレプシーの特殊性を聞き出せません。「単調な会議で眠くなるのではなく，自分が発言している時などにも眠くなることありませんか」など，通常ここでは寝ない思える状況の提示が必要です。以前，「信号を渡っている時に眠くなった」と言った人がいました。

　何分特殊な疾患であり，検査や確定診断，治療は「睡眠外来」などの専門外来に紹介

する方がいいと思われ，私もそうしていますが，昼休みなどの短時間の計画的な昼寝が有効とされ（『現代臨床精神医学』），「睡眠外来」につなぐまでのアドバイスに活かせるかもしれません。

　睡眠時無呼吸症候群も社会的に着目されるようになりました。咽頭喉頭周囲の骨格筋が弛緩し，気道が閉塞し，換気低下やいびきが見られます。肥満，首が短い，下顎が小さいなどの体型に多く，60歳以上の男性では20パーセント前後の高率で見られ，低酸素血症による代償性高血圧など心血管系障害のリスクにもなります（『睡眠薬の適正使用・休薬ガイドライン』）。日中の眠気や集中困難が知られていますが，不眠を訴えることも多いとされています（日本医事新報 NO4731，p89）。治療は CPAP（持続陽圧呼吸療法）が挙げられます。

　概日リズム睡眠−覚醒障害群でも不眠や日中の著しい眠気が見られます。これは日常のサイクルである24時間に自分の体内時計がうまく合わせられないためです。ある女性患者は，頑固な不眠や，どう頑張っても定時に起きられないという訴えが強く，大学病院の睡眠外来を紹介しましたところ，概日リズム睡眠−覚醒障害群の中の非24時間睡眠覚醒リズム障害（徐々に起床時刻，就寝時刻がズレてゆく）という診断のもと，ビタミン B₁₂ の投与や，朝の光を浴びることを勧められ，今では改善しています。

　こうした睡眠外来への紹介時には，患者に睡眠日誌（何時に起きたか，寝たかを24時間にわたって毎日記録した表）をつけてもらい，それを持参させると専門医の診断の手がかりになりますのでお勧めします。

Part 3 服薬指導・生活指導

11 統合失調症患者の肥満

　20代の女性。3年前，独語や空笑が始まり，統合失調症の診断を受け，まずリスペリドンにて治療が始まったが，幻聴が続き，オランザピンに変更され，現在10mgで幻聴は前景に立たなくなり安定している。最近，体重が10キロ増え，空腹時血糖も109mg/dl（正常70～109mg/dl）とギリギリである。

Q11 どうしましょうか。

1．オランザピン減量
2．食事療法，運動療法の徹底
3．アリピプラゾールへの変更

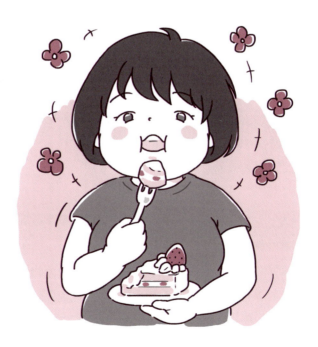

Part 3

◉ 解答

A11 どうしましょうか。

1. オランザピン減量 ……………………………………………… △ 1点
   様子を見るのもアリですが，体重10キロアップはきついでしょう。
2. 食事療法，運動療法の徹底 ……………………………………… △ 1点
   薬物療法と並行してやりましょう。したがって1と2は△くらいでしょうか。
3. アリピプラゾールへの変更 ……………………………………… ○ 4点
   3が一番現実に近いと思います。アリピプラゾールは体重増加，高プロラクチン血
   症ともにきたしにくいとされています。

◉ 解説

　かつて統合失調症の薬物といえば，ハロペリドールなどの定型抗精神病薬しかない時
代がありました。現在はドーパミン D_2 受容体遮断作用に加え，セロトニン $_{2A}$ 受容体遮
断作用を持つ非定型抗精神病薬の時代になりました。新しい薬物へ変更する際は，一般
的に，新しい薬を上乗せし，元の薬を徐々に抜いてゆきます。特に元の薬がオランザピ
ンの場合，より慎重に抜いてゆくのが無難でしょう。MARTA（multiple acting
receptor targeting antagonist）といい，多くの受容体が絡んでいるためです。

　アリピプラゾールはドーパミン D_2 受容体の部分作動薬で，アリピプラゾールへ変更
の場合，症状が動揺することがあり，注意が必要です。

　なお，最近，ムスカリン受容体を除く多くの受容体に関与する抗精神病薬，アセナピ
ンが登場しました。オランザピンやクエチアピンとは異なり，糖尿病に禁忌ではありま
せん。岡田らは，『Asenapine の統合失調症治療における臨床的位置づけ』の中で様々
な文献を引き，アセナピンは軽度の体重増加はあるが，代謝系副作用は少ないと述べて
います［臨床精神薬理 2016; 19(6): 729–735］。私はまだ自験例の積み重ねがありませ
んが，将来はこの薬も正解の中にはいってくると思われます。

　Q11の症例では体重が増加し，血糖値も上限と書きました。一般的に統合失調症では
薬の影響や，自閉的で運動不足になりがちなライフスタイルのために，メタボリックシ

ンドロームの危険をはらんでいます。栄養士による指導や，作業療法，デイケアの利用を進めて体を動かす習慣をつけるようアドバイスしています。

また，糖尿病患者はうつ病を併発しやすく，そのためにセルフケアが不十分になること，死亡率が上がることなどを，奥村が指摘しています。

奥村泰之.「糖尿病とうつ病」国立精神・神経医療研究センター. http://www.ncnp.go.jp/nimh/syakai/project/project_physical_mental/diabetes_depression/

このように精神疾患は身体疾患の予後を左右することがあり，心身両面からのアプローチが必要です。

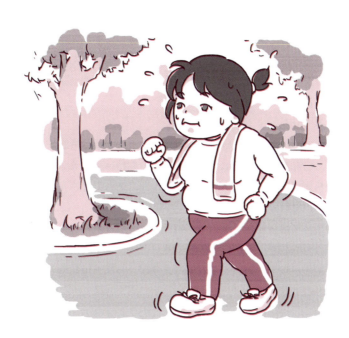

5 ◉ 酒という魔物―『魚屋宗五郎』

　最近，精神科では専門が枝分かれしてまいりました。統合失調症やうつ病は，精神科医である以上全員が取り組みますが，得手，不得手がはっきりしている分野にアルコール依存症があります。病気そのものに加え，その人の人生そのものに向き合わねばならない事例も多いようです。

　歌舞伎の登場人物の中にも酒を好む人は何人もいますが，やはり極め付きはこの人でしょう。

　『魚屋宗五郎』の宗五郎。芝に住む魚屋で，威勢のいい江戸っ子です。彼には妹がいましたが，殿さまに見染められ妾奉公にあがりました。ところが彼女は不義密通をしたというあらぬ疑いを掛けられ殿に殺されます。実は無実だったと知らされた宗五郎は怒りが爆発。しばらく絶っていた酒を飲み，その勢いで殿の屋敷へ怒鳴り込みに行きます。

　宗五郎は「普段は律儀だが，酒を飲むと人が変わる」とされており，単純酩酊ではなく，異常酩酊の一つである複雑酩酊の可能性があります。大酒を飲んで酔ってゆく有様が舞台で繰り広げられ，酒の匂いが漂うような臨場感があります。

　彼の変貌ぶりを継時的に表しているのが，酒を持って弔問に来た妹の朋輩，おなぎへの態度です。最初は

　なんともすみません

などと大人しかった口調が変わってゆきます。宗五郎が酒の問題を抱えていると気づいたおなぎが，こんなことなら酒ではなく菓子でも持ってくるべきだったと言うと

　酒を飲むから気が晴れるんじゃございませんか，そうでござんしょう

と絡み始め，ついには

　てめえが飲めって持ってきた酒じゃあねえか　それを飲んじゃあ悪いのか

と挑発かつ居直りをみせ，ついに大暴れです。

　殿の屋敷で家老を相手に思いをぶちまけますが，ラストは自身も酒に問題を抱えた殿が宗五郎にわびて幕。

　最近，アルコール依存症の治療に，軽症患者の場合は断酒でなく節酒も選択肢に挙がるようになりました。しかし宗五郎に節酒ができるか疑わしく，やはりきちんと断酒して，天国の妹を安心させたいものです。

12 統合失調症患者の服薬指導と対策

40代男性の統合失調症。幻聴はあるが，それに左右されることなくリスペリドン4mgで安定している。

これまで自ら薬を止めることで再燃し，入院したことが3回あった。現在，「そろそろ薬やめてもいいのでは」と言い始めている。

Q12 どう対処しましょうか。

1. 薬剤教育をして飲むよう指導
2. 他の薬剤に変更し，さらによくなるのを狙う
3. リスペリドンの持効性注射剤（LAI）を考慮する

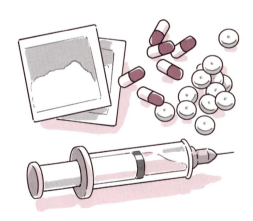

Part 3

◎ 解答

A 12 どう対処しましょうか。

1，薬剤教育をして飲むよう指導 ……………………………………………… △　1点

2，他の薬剤に変更し，さらによくなるのを狙う ………………………… △　1点

　　1，2とも×とは言いません。服薬を続けた方が再入院しなくて済みますよという
　　アドバイスはします。2のように別の選択肢を示して意見交換し，一緒に決定する
　　（Shared Decision Making：SDM）のも重要です。もし，リスペリドンの副作用
　　である手のふるえで困っているのなら，パーキンソニズムの起きにくい他剤たとえ
　　ばクエチアピンに変えることもありえます。

3，リスペリドンの持効性注射剤（LAI）を考慮する ……………………… ○　4点

　　服薬中断による再燃を繰り返しているのなら3が筆頭に挙がるのではないでしょうか。

◎ 解説

　抗精神病薬のなかには，効果の持続する注射があり，持効性注射剤 LAI（long-acting
injection）といいます。このケースのリスペリドンなら2週間に1度の注射です。

　昔は，病識が無く，薬を自己中断しがちな人に注射を勧めていました。現在もそう
いった理由によることもありますが，今では上記の SDM が重要視されており，経口薬
と注射のメリット・デメリットを互いに話し合い，患者さんが選択することが増えてき
ました。

　ある30代の女性は，幻覚妄想に支配されて九州から関西へ来て，入院後，アリピプ
ラゾールの経口薬で改善され，退院後，毎日飲むのが面倒と自ら LAI を選択（アリピプ
ラゾールは4週間に1度の注射です）し，落ち着いた生活を送られています。

　LAI の今後の課題として，
・ある LAI の注射でうまくいっている人が再燃，再発したらどうするか
・LAI から LAI に変える（例えばリスペドンの LAI からアリピプラゾールの LAI 変え
　る）には具体的にどうするのが安全か
などは，今少しずつ経験を重ねており，さらなる症例の積み重ねが要りそうです。

薬の剤形

　注射の話題が出ましたので，薬の錠形について少し述べましょう。オランザピン（ジプレキサ®）を例にとると，錠剤，細粒，ザイディス錠（口腔内ですぐに崩壊する），筋注製剤が発売されています。

　一般に，患者さん個人の飲みごこちや好みにもよりますが，錠剤は自分で薬を飲める（飲み込める）人が対象で，すぐに口腔内で崩壊するタイプの薬は多少の拒薬なら，病棟スタッフやご家族サイドからは服薬させやすいかもしれません。かたくなに口を開こうとしないほどの拒絶，興奮症例には注射が有用です。LAI については上記のとおりです。リスペリドンには液体があり，興奮時の頓服や，患者さんによっては錠剤より飲みやすいと言う方に処方しています。

　精神神経学雑誌の特集「特集　Pros and Cons 統合失調症における持効性注射剤の有用性」では LAI のプラス・マイナスの議論がなされています［精神神経学雑誌 2016; 118(8): 584–614］。反対派の意見である，副作用が遷延する可能性（鈴木）や，LAI 使用者の多数が経口薬も服用していること（松尾）にも頷けます。私個人としては，薬を続ける大切さを実感することが多く，それを実践する手段として LAI は大きな選択肢の一つと考えています。

❖コラム

6 ◉ 憑依―『本朝廿四孝』と『春興鏡獅子』

「憑依」という言葉があります。霊や動物が人間にとりつく現象をいい，日本では古来，「狐がついた」などと言われてきました。臨床に当てはめると別人格になるという意味では「解離」に近いと思われますが，「憑依」は医学のみならず，宗教的，民俗学的な要素を含む領域でしょう。

歌舞伎の演目の中で，これは憑依ではと思えるものを二つ紹介しましょう。まずはオーソドックスに狐から。

時は戦国。長尾謙信（上杉謙信）の娘，八重垣姫は，敵対する武田信玄の息子，勝頼の許嫁（いわゆる政略結婚）です。姫はようやく勝頼に会えたのですが，非常な父，謙信は勝頼に討手を差し向けました。驚き，あせる姫。早く討手に追いつきたいのですが女の足，そうもいきません。困った時の神頼み，姫が霊験あらたかな法性の兜を手にするとアラ不思議，諏訪明神を守護する狐が姫に乗り移り，あまたの狐を引き連れて姫は諏訪湖を渡るのでした。

人間が演じる歌舞伎では，狐への変貌に自ずと限界がありますが，人形が演じる文楽では派手な動きで観客の目を奪います。

もう一つ―『春興鏡獅子』―はあまりにも有名な歌舞伎舞踊です。

ここは江戸城。鏡開きの日に，将軍の前で初々しい小姓，弥生が舞を披露します。あまりの見事さに，かたわらの獅子頭に彼女は魅入られます。獅子頭を手に取ると，彼女は見えない力に引っ張られるように花道の奥へ。再び登場した時，彼女は元の小姓ではなく神獣，獅子の姿となり，勇壮，華麗な舞を繰り広げます。長い白髪を，初めは左右，そして何十回も回転させる間，客席から拍手が途切れません。

平成24年，多くの人に惜しまれて世を去った十八代目中村勘三郎の素晴らしさが，今も語り草になっています。

可憐な小姓から勇壮な獅子へ。見どころ満載の舞踊です。

13 熟眠困難とうつ

　30代の女性。3年前からうつ病の治療を受けており，現在フルボキサミン50mgで安定し，抑うつ気分や意欲低下なく家事をこなしている。

　子供の不登校をきっかけに，熟眠困難を訴えるようになった。

　うつ症状の悪化というほどの印象は与えず，食欲も良好である。夫の陳述では比較的寝ているようだが…

Q13　不眠対策として不適切なものはどれでしょう。

1．睡眠にまつわる教育をする
2．ベンゾジアゼピン系薬剤投与
3．ラメルテオン投与
4．スボレキサント投与

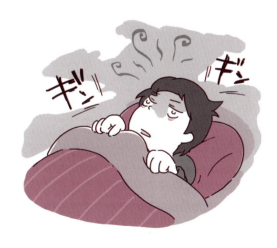

Part 3

◇ 解答

A 13 不眠対策として不適切なものはどれでしょう

答え，すなわち不適切なものは 3 のラメルテオン投与です。

1．睡眠にまつわる教育をする ………………………………………………… ✕

　当然していいでしょう。実践しやすい対策としては，早め早めにベッドに入りすぎ
ない，寝る前にパソコンをやらない，コーヒーを飲みすぎない，寝酒はしないなど
です。詳しく知りたい人は表 1 をザッと読んでおいてください。

2．ベンゾジアゼピン系薬剤投与 ………………………………………………… ✕

　ありえます。2 の投与に当たっては，後述の Q14，Q15，Q24の注意点をご覧くだ
さい。

3．ラメルテオン投与 ……………………………………………………………… ◯　　4 点

　Q の症例で使っているフルボキサミンとラメルテオンが禁忌のため不適切となり
ます。

4．スボレキサント投与 …………………………………………………………… ✕

　ありえます。スボレキサントは覚醒物質であるオレキシン受容体の拮抗薬です。

表1　睡眠衛生のための指導内容

指導項目	指導内容
定期的な運動	なるべく定期的に運動しましょう。適度な有酸素運動をすれば寝つきやすくなり，睡眠が深くなるでしょう。
寝室環境	快適な就床環境のもとでは，夜中の目覚めは減るでしょう。音対策のためにじゅうたんを敷く，ドアをきっちり閉める，遮光カーテンを用いるなどの対策も手助けとなります。寝室を快適な温度に保ちましょう。暑過ぎたり寒過ぎたりすれば，睡眠の妨げになります。
規則正しい食生活	規則正しい食生活をして，空腹のまま寝ないようにしましょう。空腹で寝ると睡眠は妨げられます。睡眠前に軽食（特に炭水化物）を取ると睡眠の助けになることがあります。脂っこいものや胃もたれする食べ物を就寝前に取るのは避けましょう。
就寝前の水分	就寝前に水分を取り過ぎないようにしましょう。夜中のトイレ回数が減ります。脳梗塞や狭心症など血液循環に問題のある方は主治医の指示に従ってください。
就寝前のカフェイン	就寝の4時間前からはカフェインの入ったものは取らないようにしましょう。カフェインの入った飲料や食べ物（例：日本茶，コーヒー，紅茶，コーラ，チョコレートなど）を取ると，寝つきにくくなったり，夜中に目が覚めやすくなったり，睡眠が浅くなったりします。
就寝前の飲酒	寝るための飲酒は逆効果です。アルコールを飲むと一時的に寝つきが良くなりますが，徐々に効果が弱まり，夜中に目が覚めやすくなります。深い眠りも減ってしまいます。
就寝前の喫煙	夜は喫煙を避けましょう。ニコチンには精神刺激作用があります。
寝床での考え事	昼間の悩みは寝床に持っていかないようにしましょう。自分の問題に取り組んだり，翌日の行動について計画したりするのは，翌日にしましょう。心配した状態では，寝つくのが難しくなるし，寝ても浅い眠りになってしまいます。

睡眠薬の適正使用・休薬ガイドライン。じほう。2014

◉ 解説

　フルボキサミンにはラメルテオン以外にも，よく知られた併用禁の薬剤があります。筋弛緩薬のチザニジンです。肩こりを訴えるケースに他科からチザニジンが投与されることがあり，両方の科でチェックしましょう。

　また，禁忌ではありませんが，フルボキサミンと同じSSRIに属するパロキセチンが，抗精神病薬のリスペリドンと併用注意です。これはパロキセチンがCYP2D6（肝臓にある酵素）を阻害するため，この酵素で代謝されるリスペリドンの濃度を上げるた

めです。

　古郡は「気をつけるべき抗うつ薬の薬物相互作用」と題した論文にて「身体合併症をもち，薬物治療を受けている場合フルボキサミンやパロキセチンは慎重に投与する必要がある。特に，他院で薬物を処方され詳細不明な場合はこれらの抗うつ薬は処方しない方が安全」と注意喚起しています［精神神経学雑誌2016; 118(3): 152-158］。

　Q13に見られた不眠の訴えに対し，参考に，不眠症治療のアルゴリズムを紹介します。表1の睡眠衛生の指導ともども目を通しておいて下さい。

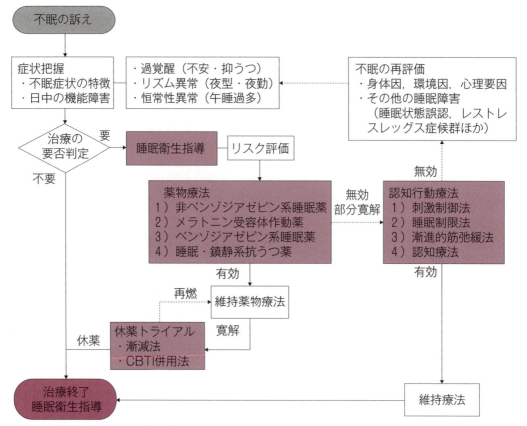

図1　不眠症治療のアルゴリズム
睡眠薬の適正な使用と休薬のための診療ガイドライン，2013
CBTI: cognitive behavioral therapy for insomnia 不眠症のための認知行動療法

14 精神科への紹介

あなたは内科の開業医です。幼い頃から診ている20歳代の女性が次のように言い始めました。

2か月前　「この頃よく眠れないんです。ごはんもおいしくなくて」。表情は普段と変わりなく仕事にも行っている。

1か月前　「最近仕事を休む日があります。気分がすぐれないんです。家事はおっくうですけど何とかやってます」

1週間前　陰鬱な表情で口数も少ない「なんかこう……私なんか生きてても意味がないみたいで……」とうっすら涙ぐむ。

Q14　どのタイミングで精神科に紹介するのが妥当ですか

1．2か月前
2．1か月前
3．1週間前

Part 3

⬦ 解答

A14 どのタイミングで精神科に紹介するのが妥当ですか。

1. 2か月前 ··· △　　1点

　　1でもかまいませんが，小さい頃から診てきた患者となるとすぐに精神科へというのもためらわれ，話を聞きながら様子を見るのもあり得ましょう。この段階では他の医療機関から睡眠障害をきたすような薬剤が処方されていないか，不眠をきたす身体疾患に罹患していないかにまず着目すべきです（表1，2）。また，食欲不振をきたすような身体疾患に罹患していないか，胃カメラや腹部CT等でチェックするのも重要でしょう。一般的に精神科の診断にあたっては外因，内因，心因と進むべきで，いきなり精神疾患と決めるのは非常に危険です。

2. 1か月前 ··· ○　　4点
　　後述

3. 1週間前 ··· △　　1点
　　後述

表1　睡眠障害の原因となる薬剤

薬	分類	代表的な薬剤	症状
降圧薬	β受容体遮断薬	プロプラノロールなど	不眠，悪夢
	α₂刺激薬	クロニジンなど	不眠，悪夢，日中の眠気
抗ヒスタミン剤	H1受容体遮断薬	ジフェンヒドラミンなど	催眠，日中の眠気
	H2受容体遮断薬	シメチジンなど	せん妄
ステロイド剤		プレドニゾロンなど	不眠，うつ病や精神症状
抗パーキンソン病薬	ドパミン製剤	レボドパなど	不眠，悪夢，睡眠発作，夜驚など
	ドパミンアゴニスト	ペルゴリドなど	不眠，日中の眠気
	ドパミン放出促進薬	アマンタジンなど	不眠
	抗コリン薬	ビペリデンなど	せん妄
抗うつ薬	SSRI	パロキセチンなど	不眠，焦燥，攻撃性
気管支拡張薬		テオフィリンなど	不眠
そのほか	インターフェロン		不眠，うつ病

睡眠薬の適正使用・休薬ガイドライン。じほう。2014

表2　睡眠障害の原因となる身体疾患

疾患		睡眠障害の原因
中枢神経系疾患	パーキンソン病 進行性核上性麻痺 てんかん	寡動・筋強直 呼吸筋運動不全 睡眠中の発作
脳器質性疾患	認知症 脳梗塞	
循環器疾患	期外収縮 夜間狭心症，心筋梗塞	不整脈 胸痛
呼吸器疾患	気管支喘息 肺気腫，慢性気管支炎	喘息発作 レム睡眠中の低換気
消化器疾患	逆流性食道炎 十二指腸潰瘍 クローン病，過敏性腸症候群	胃液の逆流，誤嚥 心窩部痛 腹痛，下痢
皮膚疾患	アトピー性皮膚炎	掻痒
婦人科疾患	更年期障害	ほてり
泌尿器疾患	前立腺肥大症，膀胱炎	夜間頻尿
その他	頚椎症	疼痛

こころのりんしょう　à·la·carte 2011; 30(3): 325. 星和書店。

◈ 解説

　1の段階で，内科からベンゾジアゼピン系の睡眠薬を出されることもあると思います。一般的には

　　　入眠困難には　　　　　　超短・短時間型のゾルピデム，ブロチゾラムなど

　　　中途覚醒には　　　　　　中・長時間型のフルニトラゼパム，クアゼパムなど

を，単剤で処方するのが基本です。ゾルピデム，ゾピクロンなどはベンゾジアゼピン骨格をもたないのですが，ベンゾジアゼピン結合部位のうちω1（ω1は睡眠，鎮静，ω2は筋弛緩作用）に作用するため，ふらつきが少ないとされています。また，現在ではラメルテオン（メラトニンの受容体を刺激），スボレキサント（覚醒物質であるオレキシンの受容体を遮断）も使用されるようになりました。

　精神科以外で，不眠や不安に対してベンゾジアゼピン系薬剤を度々投与され，精神科へ紹介された時は「エチゾラム好き」「アルプラゾラム好き」になってしまっている患者さんも時に見られ，留意したいところです。

Part 3

　食欲不振の改善を狙い，スルピリドを処方する方法もあります。スルピリドは抗潰瘍薬ですが，添付文書にはうつには150mg から300mg，統合失調症には300mg から600mg とされています。ただしプロラクチン上昇による乳汁分泌に要注意です。腎臓から排泄されるため，腎機能障害を持つ患者にも注意しましょう。

　2が精神科へのタイミングかも知れません。もう少し内科で見られる場合，嘔気やアクチベーションシンドロームに注意しながら選択的セロトニン再取り込み阻害薬（selective serotonin reuptake inhibitor: SSRI）を投与される機会もあるかと思います。アクチベーションシンドロームとは抗うつ薬による中枢神経刺激症状のことで，不安，不眠，焦燥，衝動性などで自殺に駆り立てる可能性もゼロではありません。

　SSRI にもいろいろあり，パロキセチンは適応症が多いのですが，急にやめた時の中断症候群が結構激しく（イライラ，嘔気，頭痛，めまい，など），まずはセルトラリンから着手するのがいいかもしれません。

　3は言うまでもなくすぐご紹介ください。

　答えは1が△，2が○，3が△（チョット遅い？）

　また，以下の場合はすぐにでもご紹介ください。

・躁が出現した
・幻覚や妄想が出現した

　先ほど安易なベンゾジアゼピン系薬剤処方に留意と書きました。Part 4 薬物療法に進みましょう。

Part 4 薬物療法

15 ベンゾジアゼピン系薬剤の使い方

Q15 次の中で，ベンゾジアゼピン系薬剤の投与に踏み切っていい症例はどれでしょうか。

1．80歳女性。認知症は無く，歩行はしっかりしている。1か月から，嫁と喧嘩したのをきっかけに眠れなくなった。抑うつ的ではない。身体的には，白内障にて眼科で点眼薬を処方されている。

2．20代女性。2か月前に彼氏と別れてから不眠がちとなり，不安感を訴えて来院。初診時，1時間ほどかけて診察したところ，家族や大学のストレスを自ら語り，「いろいろ聞いてくださってありがとうございました。先生は立派ですね」と笑顔を見せた。2回目の受診は時間外に来院し，担当医に食って掛かるような態度を見せた。左手首にはリストカットを思わせる傷がある。

3．30代男性。しっかり寝た気がせず，日中も眠いと来院。うつ症状はなく，イライラも否定する。会社にも行けている。100キロ近い肥満で，首が短い。

4．30代男性。3日前当院を初診し，パニック障害と診断され，パロキセチン10mgの投与を受けた。本日も受診し，「昨日も今朝も発作が起こりました。不安で不安で。何とかならないでしょうか」と訴える。

Part 4

◆ 解答

A15 次の中で，ベンゾジアゼピン系薬剤の投与に踏み切っていい症例はどれでしょうか。

1，2，3は投与を見合わせた方がいいでしょう。各問正解で1点，全問正解で4点

1．80歳女性。認知症は無く，歩行はしっかりしている。‥‥‥‥‥‥✗　　1点
お元気そうですが，何分高齢です。ベンゾジアゼピン系薬剤の筋弛緩作用によるふらつき，転倒の危険のみならず，せん妄や認知低下が懸念されます。阪野らは『臨床精神薬理』Vol.19,No.1 Jan.2016の特集で「睡眠薬が認知機能に及ぼす影響」と題して様々な文献を引き，「ベンゾジアゼピン系薬剤の長期使用は，広範な認知機能低下を惹起し，薬剤を中止しても十分改善しないことも示唆され」とまとめています。また，眼科疾患が白内障でなく急性閉塞隅角緑内障ならベンゾジアゼピン系薬剤は禁忌です。

2．20代女性。2か月前に彼氏と別れてから不眠がちとなり，‥‥‥‥✗　　1点
精神科医ならすぐに察していただけると思いますが，他科の先生は「何だこれは」と思われるかもしれません。ボーダーラインパーソナリティ障害です。情緒や人間関係が不安定で，見捨てられまいともがき，リストカットや大量服薬もあり得ます。このタイプにベンゾジアゼピン系薬剤を投与すると脱抑制をきたし，余計に自己コントロールが効かなくなります。

3．30代男性。しっかり寝た気がせず，日中も眠いと来院。‥‥‥‥✗　　1点
3は情報量をわざと少なく書いています。「100キロ近い」「首が短い」をヒントにもしかしたら睡眠時無呼吸症候群ではとピンと来てほしいところです。ベンゾジアゼピン系薬剤による筋弛緩作用や呼吸抑制が懸念されます。『睡眠薬の適正使用・休薬ガイドライン』によると軽度から中等度の睡眠時無呼吸症候群患者では，睡眠薬を服用しても呼吸状態の悪化が生じないとの報告もあり見解が致していないと書かれていますが，注意するに越したことはないでしょう。

4．30代男性。3日前当院を初診し，パニック障害と診断され，パロキセチン10mgの投与を受けた。‥‥‥‥‥‥‥‥‥‥‥‥‥‥‥‥‥○　　1点
4はどうでしょうか。これは使っていいでしょう。パニック障害にせようつ病

にせよ，パロキセチンなどの抗うつ薬が効いてくるまでに2週間はかかりますので，それまでの時間稼ぎに例えばアルプラゾラムを使います。

◇ 解説

今担当している30代の男性は統合失調症で，睡眠時無呼吸症候群を合併しており，睡眠の専門医からCPAP（持続陽圧呼吸療法）をするよう言われています。しかし認識が乏しく，CPAPをせずに寝ることもしばしばです。眠剤はラメルテオンを使っています。

上記の如く，ベンジアゼピン系薬剤の投与には注意が必要です。しかし臨床では上記の4をはじめ処方機会の多い薬剤であるのも事実でしょう。その際には，単剤にする，少量にする，を心がけて「近いうちに中止する」という意識を，処方医，患者双方が共有すべきと思われます。

Part 4

DSM-5の診断基準 抜き書き　境界性パーソナリティ障害

　人付き合いや自己像，情動が不安定で衝動的といったパターンが成人期早期までに始まる。以下のうち5つ以上がみられる。

1．見捨てられまいともがく

2．対人関係が激しく不安定

3．自己像が不安定

4．自己を傷つける衝動

5．自殺の素振り，自傷行為の繰り返し

6．気分反応性による感情不安定

7．空虚感

8．怒りのコントロールが困難

9．一過性のストレスに関連した妄想様観念や解離

16 抗うつ薬の使い方

　50代男性。抑うつ気分，集中困難，興味喪失，不眠，食欲低下を訴えて来院した。躁病相を呈したことはない。うつ病の診断のもとセルトラリン25mg から治療を始め，約2週間ごとに増量し，初診時から3か月経ち，やや改善したが，今一つ意欲がない。

　現在セルトラリン75mg で副作用はない。

Q16-1　まずどうしたらいいでしょう。

1．セルトラリンを100mg に増やす
2．セルトラリンを50mg に減らす

Q16-2　上記を行いましたが状態が変わりません。どうしたらいいでしょうか。（複数回答可）

1．他の SSRI（選択的セロトニン再取り込み阻害薬）を加えて2剤にする
2．他の SSRI に変えてゆく
3．SNRI（セロトニン・ノルアドレナリン再取り込み阻害薬）や NaSSA（ノルアドレナリン作動性・特異的セロトニン作動性抗うつ薬），TCA（三環系抗うつ薬）を加えるまたは変えてゆく
4．炭酸リチウム（Li）を加える
5．非定型抗精神病薬を加える

Part 4

◆ 解答

A16-1　まずどうしたらいいでしょう

1．セルトラリンを100mg に増やす ……………………………………………… ○　　2点

2．セルトラリンを50mg に減らす ……………………………………………… ✕

A16-2　上記を行いましたが状態が変わりません。どうしたらいいでしょうか。（複数回答可）

1．他の SSRI（選択的セロトニン再取り込み阻害薬）を加えて2剤にする ………… ✕

2．他の SSRI に変えていく …………………………………………………………… ○

3．SNRI（セロトニン・ノルアドレナリン再取り込み阻害薬）や NaSSA（ノルアドレナリン作動性・特異的セロトニン作動性抗うつ薬），TCA（三環系抗うつ薬）を加えるまたは変えていく ………………………………………………………… ○

4．炭酸リチウム（Li）を加える ……………………………………………………… ○

5．非定型抗精神病薬を加える ………………………………………………………… ○

1．を含んだ解答は0点。その他の答えは2点

◆ 解説

　セルトラリンは100mg まで使うことができます。一般的にうつ病の治療では抗うつ薬の充分量を充分期間使うべきとされています。時に，他科からの紹介ケースで，いくつかの抗うつ薬が少量ずつ入っているのを見かけますが，おすすめできません。

　したがって Q16-1 の答えは効いていないから減らすのではなく1．の100mg とするです。

　Q16-2 は，1．以外はありえます。

　1．のように SSRI 同士で2剤重ねることはあまりません。

　一般にうつ病治療は，SSRI または SNRI からはじめます（SSRI から SNRI へ進むこともももちろんあります）。セロトニンは不安に，ノルアドレナリンは意欲に関連して

80

いますので，症状に照らした選択をすることになります。SNRI の一つであるデュロキセチンはうつ病に加え，糖尿病性神経障害・線維筋痛症・慢性腰痛症・変形性関節症に伴う疼痛にも適応を持っており，精神科以外でも処方される機会があるでしょう。

　さらなる選択肢としては，ノルアドレナリンとセロトニンの放出を促進する NaSSA や TCA が挙がります。TCA の場合，心血管系への影響も考慮する必要もあります。NaSSA であるミルタザピンは副作用として眠気が強いのですが，これを逆手にとり，頑固な不眠を伴うケースに処方することがあります。

　抗うつ薬の働きを強めるために行うのが，選択肢 4，5で増強療法といい，4．5．以外に甲状腺ホルモンも挙げられます。

　Q16のケースの場合，私でしたらセルトラリン100mg のまま，NaSSA のミルタザピンを15mg 加えるかもしれません。それでもうまくいかなければ，アリピプラゾール 3〜6 mg を加えることを視野に入れます。

　かなり重症のうつ病なら修正型電気けいれん療法の適応もあります。逆に軽症なら薬物に踏み込まず，休息や環境調整，支持的精神療法，認知行動療法も視野に置くべきでしょう。

Part 4

参考にうつ病治療のアルゴリズムを示します（図1）。

アルゴリズムは100%遵守しなければならないというものでもなく各症例の特徴に応じて工夫しているのが現状です。

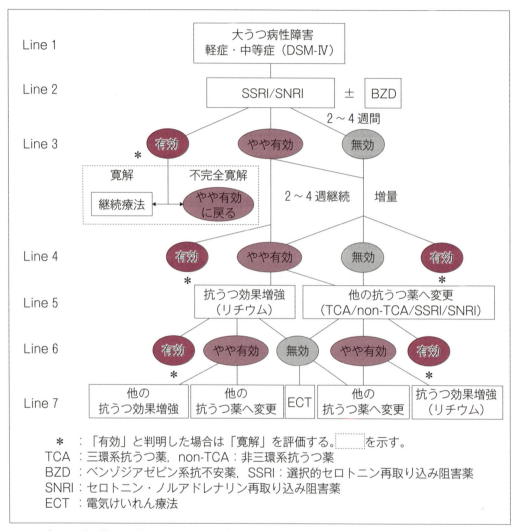

図1　大うつ病（軽症・中等症）のアルゴリズム（改訂版）
精神科薬物療法研究会編．気分障害の薬物治療アルゴリズム．じほう，2003．p.27

17 薬の増量変更に伴う症状

　Aさん（30代女性）は統合失調症で通院中である。最近，服用しているハロペリドールが3 mgから6 mgに増えてから，自覚的にイライラが増えた。診察場面でも落ち着きにかけ，「お座りください」と椅子を勧めると，いったん座るがすぐに立ち上がりウロウロしようとする。

Q17　何でしょうか

1．焦燥感の高まり
2．アカシジア
3．躁うつ混合状態
4．激越性うつ病

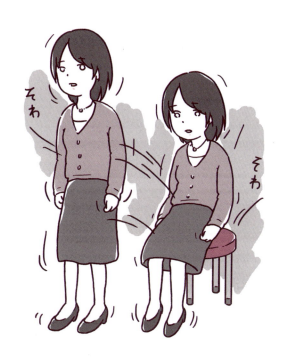

Part 4

◈ 解答

A17 何でしょうか。

1. 焦燥感の高まり ………………………………………………………………………………… ✕
   焦燥感の高まりは○でもおかしくはないと思われるかもしれません。しかし，設問
   文からアカシジアを見抜いてほしく，焦燥感が高まっているのを統合失調症の悪化
   と見なして薬を増量してほしくないという意図を込めています。

2. アカシジア …………………………………………………………………………… ○   4点
   状態から見て，抗精神病薬の副作用である2のアカシジアです。アカシジアは自覚
   的なイライラやソワソワ感で特徴づけられ，じっとしていられないことから「静座
   不能」と表現されます。

3. 躁うつ混合状態 ……………………………………………………………………………… ✕
   「混合状態」は躁，うつの両者の症状が混在した状態で，例えば，抑うつ気分を有
   しつつ，観念は奔逸し，多弁多動である場合です。こういった状態で続くことも，
   躁からうつ，うつから躁へ移る時期に見られることもあります。混合状態でもイラ
   イラは見られ，その意味ではQ17に似ますが，Q17では気分に関連した症状やそれ
   を思わせる行為（たとえば多弁）はなく，除外できると考えます。

4. 激越性うつ病 …………………………………………………………………………………… ✕
   設問中に統合失調症で治療中とあり，抑うつ気分にも触れていない以上，選択肢と
   しては落とせます。しかし，不安でイライラし，歩き回ったりするタイプのうつ病
   もあり，激越性うつ病と呼ばれることを知っておいてください。

◈ 解説

　アカシジアではQ17の如く，立ち上がろうとしたり，座ったとしても足の組み換え
が頻繁に観察されます。また「心がイライラしますか，それとも体がイライラします
か」と問うと，「体です」の答えが多く，上記の症状と合わせるとアカシジアと見当が
つきます。抗精神病薬の投与初期や増量後に出現しやすい傾向があります。
　対策としては，基本的には惹起している薬剤の減量または，あまり惹起しそうにない
薬剤への変更です。Q17の症例ならハロペリドールを減らす，あるいは非定型抗精神病
薬に変えてゆくなどの方法を取ります。糖尿病が無ければ，オランザピンまたはクエチ

アピンが候補でしょうか。抗パーキンソン病薬を加えることもありますが，抗パーキンソン病薬自身のデメリットがありますので避けたいところです。

アカシジアはハロペリドールなどの定型の抗精神病薬でよく起こるものの，非定型でも決してゼロではありません（リスペリドンやアリピプラゾールで経験あり）。

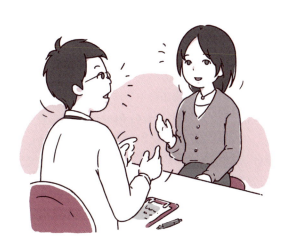

7 ◉ 詐病—大蔵卿の生き方

　病気でもないのに病気の振りをすること，それは詐病といわれます。幸い，個人的には，あの患者さんは実際は詐病だったといった経験はありませんが，司法精神医学の領域では問われる課題でしょう。

　歌舞伎の登場人物の中で意図的に詐病をしている人はいるでしょうか。有名な人がいます。一條大蔵卿という公家です。『一條大蔵譚（ものがたり）』に出てきます。どんな病気を装っているかというと，〝病気〟とは言いにくいかもしれませんが，知的障害なのです。

　時は平家の全盛期。大蔵卿は元は源氏方ですが，平家氏至上主義の世の中を疎み，わざと知的障害者として振る舞い，清盛にマークされないようにしています。

　彼の妻，常盤御前は元は源義朝の愛妾で，義朝を討ち取った清盛が我がものとした後，大蔵卿の所へ輿入れしたのでした。常盤は毎夜，密かに清盛調伏の弓矢を放っていましたが，これが悪者の臣下にバレ，悪者がスハ六波羅へと走りだす時，大蔵卿は今までの知的障害者風の顔つきや態度を捨て，毅然とした態度で悪者を誅罰するのでした。

　知的障害をわざと装う──この物語の中で作者はそれを「作り阿呆」と表現しています。阿呆という言葉は今では奨励されたものではありませんが，日本語のニュアンスは微妙なもので，何か一つのことに身も心も任せた陶酔感に一脈通じる言葉です。

　大蔵卿は，世を欺くため「作り阿呆」となりました。それは必要悪であると同時に，いつか返り咲く日までの美しき方便という見方もできます。今まで何人もの役者さんが演じる大蔵卿を見てきましたが，私のイチオシは中村吉右衛門。大蔵卿の二面性を演じ分け，見ごたえのある人間ドラマを堪能させてくれます。

18 双極性障害の薬物療法

　40代女性。すでに20代で双極性障害と診断され，躁状態での入院歴が3回ある。現在，炭酸リチウム単剤でまずまず安定している。ちなみに現在の炭酸リチウムの血中濃度は0.9mEq/L であり，過去の複数回の測定でも似た値であった。

　2週間前から，やや抑うつ的である。

Q18 次なるうつ病相を少しでも防ぐにはどうしたらいいでしょうか。

１．炭酸リチウム（Li）を増量

２．抗うつ薬を追加

３．ラモトリギンを追加

４．精神療法の徹底

Part 4

◎ 解答

A18 次なるうつ病相を少しでも防ぐにはどうしたらいいでしょうか。

1. 炭酸リチウム（Li）を増量 ……………………………………………△　1点
   Li の増量は，血中濃度がすでに0.9mEq/L（基準0.6から1.2）ありますので，治療域と中毒域が近い Li では増量は敬遠した方がよさそうです。ちなみに血中濃度はトラフ値を測定します。Li の副作用としては振せんや甲状腺機能低下症があり，血中濃度1.5mEq／L 以上では運動失調，さらに上がると意識混濁が生じます。

2. 抗うつ薬を追加 ……………………………………………………△　2点
   抗うつ薬の追加は，一時期「双極性障害に抗うつ薬は使わない」という論調でしたが，今では「どうしてもの時はありうる」に変わってきています。ただし避けたいのは，抗うつ薬単剤で使うことで，必ず Li やバルプロ酸などの気分安定薬の併用が必要です。またこの際の抗うつ薬は SSRI や SNRI に止め，TCA に踏み込まないのがいいでしょう。

3. ラモトリギンを追加 ………………………………………………◎　4点
   後述。

4. 精神療法の徹底 ……………………………………………………○　3点
   ○でも構いません。精神療法の徹底はいかなる場合も大切です。ラモトリギンに着手したいものの，他の薬剤たとえばカルバマゼピンで重篤な皮疹の経験があるような場合，ラモトリギンにあえて踏み込まず，精神療法や休息の取れる環境つくりを考えるのも一案です。

◎ 解説

　双極性障害の概念や治療の基本は Q6-2 にありますので，ザッと読み直してからこの問題に取り組んでください。

　Q6-2 では主に躁病相の解説でしたが，これはうつ病相に着目した設問です。実は双極性障害のうつ病相の薬物療法は，精神科臨床の中でも最も難しい領域の一つなのです。この問題は 3 を答えとして設問しました。

　ラモトリギンはうつ病相の予防に効果があり，維持療法に適しています。自験例では長年にわたり躁とうつを繰り返し，入院歴も複数回ある60代の男性症例が，Li とラモ

トリギンですっかり落ち着かれたのを体験しました。

　ラモトリギンの使用についてはいくつかの留意点があります。

・皮疹が出やすい

・併用薬によって用量が変わる

などです。

　皮疹は有名で，皮膚粘膜眼症候群への警戒はもちろんのこと，少しの異常でも服用をやめるよう指導しています。

　開始時の用量は，特にバルプロ酸ナトリウムを併用する際は注意が必要で（ラモトリギンは主にグルクロン酸転移酵素で代謝され，バルプロ酸との併用で肝におけるグルクロン酸抱合が競合してラモトリギンの血中濃度が上がる），覚えているつもりでも毎回添付文書を確認した方がよさそうです。また，徐々に増量して100mgまで行ったとしましょう。患者が何らかの理由で急に服用をやめて何日かたった場合，いきなり100mgから再スタートとはいきません。これもバルプロ酸も併用していたかによって変わりますのでその都度確認が必要です。

❖コラム

8 ◉ 伊右衛門という男

　DSM-5にはパーソナリティ障害を扱った章があります。様々なパーソナリティ障害の中でも，日常生活の中でお目にかかりたくないものと言えば反社会性パーソナリティ障害ではないでしょうか。冷徹で社会規範を無視し，暴力や犯罪も…というタイプです。

　歌舞伎に登場する役の中で，こうした性格や行動パターンの人を捜してみましょう。演劇である以上，悪役がいるのは自然なことですが，中でもこの人が有名です。

　『東海道四谷怪談』の民谷伊右衛門。あの，「お岩様」の夫です。

　彼は塩冶家の家臣でしたが，主君である塩冶判官（浅野内匠頭）が起こした刃傷事件のため浪人に。実は彼は以前に公金横領を犯しており，それに勘づいた女房お岩の父親を殺害します。その後，子供を産んだお岩を彼は労わるどころか邪慳に扱います。

　そんな伊右衛門を，隣家の伊藤家の娘，お梅が見染めました。お梅の祖父，喜兵衛は孫可愛さのあまり伊右衛門の婿入りを望み，伊右衛門がお岩に愛想をつかすようお岩に毒薬を贈ります。それを血の道の妙薬と信じて服用したお岩の顔がどうなったかは皆様ご存知でしょう。

　伊右衛門は結局，お梅と喜兵衛も手に掛けます。ちなみに伊藤家は，伊右衛門からすれば敵である高師直（吉良上野介）の家臣で，伊右衛門も初めのうちこそ躊躇しますが，立身出世に目がくらんでからは，そうした義理は彼には通用しません。

　最終的には伊右衛門は，お岩の亡霊に悩まされ，憔悴した挙句，お岩の妹の夫に討たれます。

　彼の性格を端的に表したセリフを一つ紹介しましょう。隠亡堀という怪談味に富む場面でこうつぶやきます。

　「首が飛んでも動いて見せるわ」

　何とふてぶてしいセリフでしょう……と書きますと，まるで伊右衛門は歌舞伎フアンから毛嫌いされていると思われるでしょうが，実はそうではありません。

　社会通念上は「悪」だけれど，芝居で見ると魅力的でセクシー，こうした役を歌舞伎では「色悪」と呼び，その代表が伊右衛門で，たいてい二枚目の役者が演じます。

　悪を魅力的に描くのも，歌舞伎の魔法と言えるでしょう。

Part 5 診療の実際と応用

19 統合失調症患者の急変

　閉鎖病棟（鍵がかかった病棟。主に急性期の，非自発的な入院形態の患者が対象）のナースから「Aさん（50代男性）の様子がおかしい。反応はあり，会話もでき，麻痺もないが，体温は39度で発汗がみられ，筋肉が固まったようになっている」と連絡が入った。

　Aさんは統合失調症でありクエチアピン400mgで通院中だったが，1週間前，幻聴悪化のため入院し，クエチアピン600mgにアップした。

Q19 真っ先にやるべきことは何でしょうか。

1. 統合失調症の悪化とみなし，クエチアピンを750mgにアップする
2. 血糖値とHbA$_{1c}$を測る
3. CPKを測る
4. 脳血管障害を考慮し頭部CTをとる

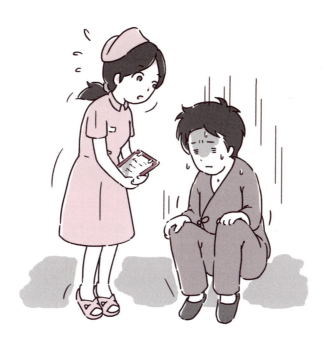

Part 5

◈ 解答

　抗精神病薬を服用中の人が高熱を発し，筋固縮や自律神経症状（頻脈，発汗など）が見られれば，悪性症候群を真っ先に思い浮かべなくてはなりません。悪性症候群は精神科で遭遇する薬の副作用の中で最も重篤なもののひとつで，薬の飲み始めや増量時に見られがちです。

A19　真っ先にやるべきことは何でしょう

1. 統合失調症の悪化とみなし，クエチアピンを750mg にアップする ……… ✕　　0点
統合失調症の悪化でこんな高熱が出るとは思えません。クエチアピンが750mg まで使えるのは事実です。

2. 血糖値と HbA$_{1c}$ を測る ……………………………………………… △　　2点
クエチアピンを使っている以上，糖尿病の発症は常に念頭に置くべきなので不正解とまではいえません。しかし，CPK チェックのほうが診断に辿り着く優先順位は上でしょう。

3. CPK を測る ……………………………………………………………… ◯　　4点
Q19の症例には悪性症候群のサインが揃っています。診断を確定するには採血し，CPK の上昇を確認します。答えは3です。CPK の上がり方は数千くらいの微妙なものから2，3万を超えるものまであります。

4. 脳血管障害を考慮し頭部 CT をとる ………………………………… ✕　　1点
「会話可能，麻痺なし」から脳血管性障害の診断順位は悪性症候群より落ちるでしょう。ただし，急変時に何らかの身体因を疑う姿勢は大事です。

◈ 解説

　悪性症候群の治療としては原因薬剤を中止し，輸液を行います。Q19の症例ですと，クエチアピンを中止し，1日1,500mL 程度の輸液を行います。もし，副作用止めとして抗パーキンソン病薬が入っていれば，これはすぐに中止しない方が無難です。教科書的にはブロモクリプチンやダントロレンが治療薬として書かれていますが，臨床的には発見が遅くなければ，起因薬剤の中止と輸液で切り抜けられることがほとんどです。

　悪性症候群はしょっちゅう見かけるものではありません。比較的よく遭遇する副作用である錐体外路症状は後のページで出てきます。

20 度重なる急な動悸

25歳の男性。今まで内科的，精神科的既往は無い。

2か月前，エレベーター内で急に動悸がし，息苦しくなり発汗を認め，死ぬのでは…と怖かったが，15分ほどでおさまった。その4日後，10日後にもほぼ同じことが起こった。

また起こったら…ととても不安である。

Q20 診断のために，必ずしも必要とは思えないものはどれか

1．頭部 CT
2．内分泌系のチェック
3．心電図など循環器系のチェック
4．脳波

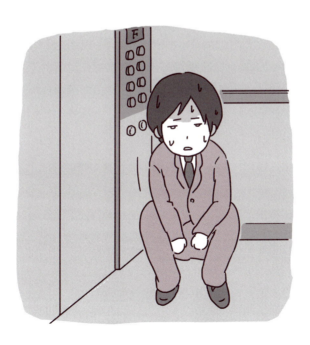

Part 5

◎ 解説

パニック障害という狙いはすぐつきますね。

設問中の「また起こるのでは…」という不安は予期不安と呼ばれよく見られます。こうした状況が続くと患者は抑うつ的になり，パニック発作を起こしたエレベーターを避けるといった回避行動をとるようになり，次第に日常生活に支障をきたしてゆくことになります。

また，このような症例では過呼吸症状を伴い，四肢のシビレ感を訴えることがあります。過呼吸には従来，ペーパーバッグ法が行われてきましたが，最近，この方法ではかえって CO_2 感受性をマヒさせるため危険という説もあるのを知っておいてください。

◎ 解答

A 20 診断のために，必ずしも必要とは思えないものはどれか

選択肢に戻りましょう。1，2，3ともにやっておくべきと言えます。4は必須とは思えません。

1　頭部 CT ·· ✕
　頭部 CT は，精神科クリニックを受診した場合すぐには行えないのが現状でしょう。しかし，精神症状を呈するあらゆる疾患に対して，脳器質性ではと疑う姿勢は大切です。そのため「やっておく」に入れました。

2　内分泌系のチェック ··· ✕
　ほぼ必須と考えます。特に，頻脈をきたしやすい甲状腺機能亢進症や褐色細胞腫の除外は必要です。

3　心電図など循環器系のチェック ·· ✕
　心電図も必要です。頻脈をきたしうる心疾患のチェックのためです。

4　脳波 ··· 〇　　5点
　脳波はこの症例では必須とは思えません。

心電図で留意してほしいのが QTc の延長です。精神科でよく使う SSRI の中に先天性 QTc 延長のケースは禁忌のものもあります。

最近担当した若い女性のケースは，まず精神科クリニックでパニック障害に対しエス

96

シタロプラム10mg が処方され，服薬されたところ気分が悪くなり，転院を希望され当院に初診となりました。心電図をとりますと QTc が500msec には至りませんが458msec と長めです。もともと長い，つまり先天性なのかエスシタロプラムが影響したのかはっきりしません。気分が悪いという訴えも，身体症状なのか，パニック障害の症状そのものなのかはっきりしません。そこで大学病院の循環器内科に依頼し，心電図の再検も含めて精査していただいたところ，「特別な疾患は無く（心電図再検にてQTc437msec），SSRI の危険も一般人と変わりないと思われる」と回答を得，改めてセルトラリンを投与し，今は症状改善しました。「特別な心疾患は無い」というのが患者にも精神科の主治医にも安心材料になり，身体科との連携の大切さを再確認しました。

9 ◉ お染という女

　コラム8では，『四谷怪談』の伊右衛門を挙げ，反社会性パーソナリティ障害に触れました。ここでは反社会性パーソナリティとは打って変わり，依存性パーソナリティ障害を紹介しましょう。

　この性格は，他者に面倒を見てもらいたいという欲求を持ち，自分の意志で物事を行えず，よく言えば従順ですが，程度によっては従属的，隷属的になってしまう可能性を秘めています。

　この性格を，ズバリではありませんが，セリフの端々から想像できなくもない役があります。岡本綺堂作の新歌舞伎（明治以降，劇場外部の作家が書いた作品を言います），『鳥辺山心中』のヒロインお染です。

　師走の祇園町。遊女のお染はここにきてまだ月日は経ちません。店出しの日から菊池半九郎という武士が揚げ詰めで面倒を見ています。ところが半九郎から急に江戸へ帰らなければならなくなったと聞かされたお染めは驚き嘆きます。一方半九郎は，酒に酔った状態で，朋輩の弟と口論の末，鴨川の河原で殺害に及びます。自害を決意した半九郎に，お染は自分も一緒にと，共に死場所である鳥辺山へ赴くのでした。

お染のセリフには以下のようなものがあります。

ただ何となく悲しくなって，廊下で一人，泣いていた
（半九郎が）帰るというと引き留めた
お前（半九郎）というものに取りすがり私は今日まで生きてきた

　これらは依存性パーソナリティ障害を彷彿とさせますが，性格だけではなく，若くして廓という苦界に身を沈めた状況も大きいことでしょう。

　一般的に古典の歌舞伎に登場する女性たちは，武家の女房であれ深窓の姫君であれ，シンの強い人が多く，お染のようなタイプは珍しく，新歌舞伎ならではの新鮮味を感じさせます。多くの役者が演じており，若手が文字通り若さを武器に演じるのも悪くないのですが，ベテランの女形が円熟した芸を見せた時，歌舞伎らしい華を見た気にさせてくれます。

21 段階的にすすめよう

　30代のAさん（男性）はものすごく犬が怖くて困っている。遠くから犬の鳴き声がするだけで，前に進めず，日常生活にも制約が出始めている。
　Aさんの子供が犬を飼いたいと言い出した。この際，犬恐怖を克服したい。

　Aさんは少しでもできそうなことから順に実行しようと思った。

Q21　Aさんにかわり，「少しでもできそうなこと」の順番を考えてあげてください。

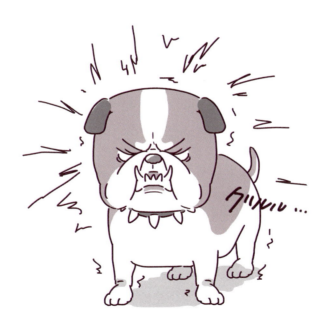

Part 5

◎ 解説

　いわゆる恐怖症の症例です。『心の診療100ケース』（メディカル・サイエンス・インターナショナル）にはクモ恐怖の例が出ており，共通する部分もありますので見ておいてください。

　ちなみに精神医学では，漠然とした怖い感じを「不安」，これが怖いという対象がしっかりしているのが「恐怖」で，不安と恐怖を区別します。

　このケースは，犬恐怖ですが，他には高所，台風や嵐などが対象となりえます。以前担当した先端恐怖の若い男性は，私が手振りを交えて解説すると「先生のその指が怖いです」といわれ戸惑ったことがありました。実際にはうつ病やパニック障害を併存していることも見られます。

　さて，「できそうなことを順に」とは
　　　　不安階層表
を作成し，下から順に実行していくことを意味しています。このような方法を「系統的脱感作」といい，Wolpeが開発しました。本来は筋肉を弛緩させたうえで，不安階層表の下から順に想像させ不安を消失させていくものですが，今ではこの療法をベースに様々なやり方がやられているようです。

◎ 解答

 Aさんにかわり，「少しでもできそうなこと」の順番を考えてあげてください。

例として以下はどうでしょう。
　　1　犬のぬいぐるみを触る
　　2　ペットショップで犬をガラス越しに見る
　　3　ペットショップで犬をちょっと触る
　　4　ペットショップの店員さんの見守りのもと，犬を抱く
　　5　犬を飼う
不安階層表ほど厳格でなくとも，実行できそうな課題を与え，次回の診察までの宿題に

することはあります。例えば，「9時までには起きて歯を磨こう」などです。では，こうした宿題が達成できなかったらどうしたらいいか，ちょっと考えてみてください。責めるのは効果が無いでしょう。何故できなかったかを検討しつつ，目標設定が高すぎたのではという見方が大切で，改めて話し合います。達成できてこそ自信となり，次に進めるからです。

　得点は以下のようにしてみました。

	得点
思いつかない	0
2段階まで	2
3段階以上	4

◘ その他の行動療法

　不安を取り除くための行動療法をもう一つ紹介しましょう。

　今担当している40代の女性は強迫性障害で，診察室を去るとき，イスに髪の毛やメモなどが残っているのではという強迫観念に駆られ，何度もイスを確認（強迫行為）し，以前は数分かかりました。そこで，できるだけ確認せずに診察室を出る方法を試みています。これは「曝露反応妨害法」に基づいています。気になるけれども確認しないという不安に身をさらし（曝露），不安を和らげるために行っている確認行為を行わせず（反応妨害），確認しなくとも不安が縮小してゆく体験を重ねていくわけです。まだサッと退室というわけにはいきませんが，時間的には短縮しています。

101

❖コラム

10◉ 吃音—お勝と又平

　吃音という障害があります。DSM-5では「小児期発症流暢症」で，単語の途切れや延長，繰り返しが見られるものです。

　歌舞伎の役の中で，吃音として描かれている人に『輝虎配膳』のお勝と，『吃又』の又平が挙げられます。

　吃音のお勝は義母の越路と，適地である長尾輝虎（上杉謙信）の館へやってきました。輝虎は，お勝の夫で有能な軍師である山本勘助を味方につけようと，まず勘助の母である越路を厚くもてなす下心です。しかし，高邁な越路はこれを拒絶し，輝虎に無礼を働きます。お手打ちになりかけた時，お勝は懸命に琴を奏でながら，不自由な言葉で義母の命乞いをするのでした。

　もう一人の又平は大津絵の絵師。とても貧しく，絵師としての苗字もまだ師匠から許されていません。ある日，彼は後輩に出世を越され，自分も苗字がほしいと師匠に懇願するも「人前に出た時，その言葉では…」と，いわば障害を理由の一つに許可が出ません。絶望した又平は自害を決意し，自画像を手水鉢に描きます。又平の執念が通じたのか，自画像が手水鉢を貫いて反対側の面にも浮かび上がるという奇跡が起こります。これに感じ入った師匠はついに苗字を許すのでした。

　お勝の命乞い，そして又平入魂の自画像——それは言語の障害を持ちつつ懸命に生きる人々を描いており，観客の胸を打ちます。二つの演目ともに，人間を描ける作者，近松門左衛門の作品であることも頷けます。

　なお，又平の女房のおとくは常に夫を支えており，こうした夫婦愛もこの演目の大きな見どころになっています。

　私個人は吃音の治療にあたったことはありませんが，教科書的には叱責すると増悪することや「専門的な言語聴覚療法」の記載があります（『現代臨床精神医学』）。ここで思い出されるのは映画『英国王のスピーチ』です。ジョージ6世が言語療法士のもとで吃音を克服した実話をもとに描かれたもので，二人の信頼関係が伝わり感動的です。

22 外でしゃべらないのは

　Aさん（20代女性）は，家では親や兄弟と普通に会話している。一方，家庭以外では一言も話さない。特に問題行動はない。IQ は高くはない（WAIS-Ⅲにて全検査 IQ72）が，文章を書く，マンガを読んで理解することはできる。診察時にも発声は無い。質問には頷く，お辞儀するなどその場に応じた動作が見られる。筆談が可能である。

Q22　上記から見て診断は何でしょうか。

1．精神遅滞
2．ADHD
3．選択性緘黙
4．素行症／素行障害

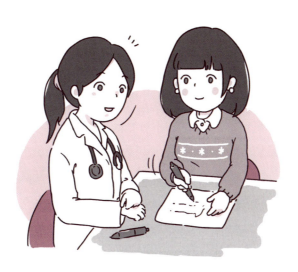

Part 5

◎ 解答

A22　上記から見て診断は何でしょうか

1．精神遅滞 ……………………………………………………………… ✕

平均より優位に低い知的能力を示し，社会適応上の問題を有すもので，IQ70未満
が相当します。

2．ADHD …………………………………………………………………… ✕

ADHD（attention-deficit ／ hyperactivity　disorder）は不注意，多動性，衝
動性を有し，小児科の先生にはお馴染みと思いますが，成人してから自ら精神科を
受診されることもあります。成人の場合は多動より，忘れ物が多い，ケアレスミス
が多い，時間管理ができない，一つの物事を最後まで完遂できない，相手が言う前
に口を挟んで顰蹙を買うなどがみられます。

3．選択性緘黙 …………………………………………………………… ○　　　5点

後述。

4．素行症／素行障害 …………………………………………………… ✕

反抗やいたずらといったレベルを超え，他者の人権や社会の規範を侵害する行為が
見られるものです。人や動物に残虐で，凶器の使用や窃盗もあり得ます。

◎ 解説

この症例は，家庭では話せますが，診察時など特定の状況で話せないという大きな特
徴を持っています。3の選択性緘黙です。発声できない器質因が無いのは言うまでもあ
りませんが，知っている語彙が少な過ぎるとか，吃音があるとか，明らかに反抗して話
さないというわけではありません。DSM-5では不安症群／不安障害群の中に位置づけ
られ，社交不安症の追加診断を受けることがあると記されています。

私も今，一例ですが診ています。この症例では，大学側の配慮のもと，大学では一言
も発さぬまま卒業し，作業所を通じて清掃作業をし，わずかながら賃金を得ています。
最近，作業所でPECS®（アメリカで開発された代替えコミュニケーションシステム。
絵カードの交換を通じて行う）をステップアップしたPECSⅣ＋をiPadにインストー
ルし，パネルをタッチして音声を出させ，機械の力を借りた擬似的な会話ができるよう
になり，表情が明るくなりました。すぐによくなる疾患ではないだけに，こういった
ツールを使うのもプラスになると思われます。『心の診療100ケース』によると，緘黙に
は触れず，新しい友情を育むなど達成感を通じて自信をつけさせるのが有用ではと述べ
られており，全く同感です。

23 特有の話しぶり

Bさん（20代，女性）が診察室に入ってきた。座ると同時に挨拶なしで自分の事をしゃべり始めた。

Bさんはスーパーのチラシに興味があり，ためている。かつて母が，もう古いチラシだからと捨てた時，かんしゃくを起こしたことがある。

担当医が「作業所，休んだ日がありましたか」と問うと，担当医としては前回の受診日から今日までの事を問うたつもりなのだが，その意が伝わらず，かなり前の事を話し始めた。

Q23 何でしょうか

1　統合失調症の単純型
2　精神遅滞
3　自閉スペクトラム症／自閉症スペクトラム障害
4　ADHD

Part 5

◈ 解答

A23　何でしょうか

1　統合失調症の単純型 ……………………………………………………………… ✕
　幻覚妄想を欠き，陰性症状中心の統合失調症のタイプです。感情的な疎通が取れに
くいため，Q23に似ますが，Q23では統合失調症に伴う自我障害や自閉に言及して
いないことに着目してください。

2　精神遅滞 ……………………………………………………………………………… ✕
　精神遅滞の解説はQ22にあります。この症例のIQは確かに高そうではありません
が，独特の行動特性から，IQが低い，高いだけでは済まされない，発達の質的な
偏りがあることを感じとってほしいところです。

3　自閉スペクトラム症／自閉症スペクトラム障害 ……………………………… ○　　4点
後述。
　なお自閉スペクトラム症は，今までの広汎性発達障害やアスペルガー症候群を含ん
でいます。

4　ADHD ………………………………………………………………………………… ✕
　ADHDについての解説はQ22にあります。DSM-5では自閉スペクトラム症と
ADHDの併存が認められるようになりましたので，それぞれのDSM-5の箇所に
目を通されるのをお勧めします。

◈ 解説

　最近，世間で注目されている自閉スペクトラム症の出題です。スペクトラムとは
「帯」を思い浮かべてください。程度の重いものから正常に近いものまで帯状になって
いるという意味です。

　自閉スペクトラム症の特徴を紹介しましょう。

　まず，コミュケーションの障害が見られます。話しぶりは唐突，不自然で，身振りや
手振りもうまくゆきません。相手の気持ちを想像したり，その場の雰囲気を読むのが苦
手で，嫌がられても気づきません。冗談やたとえ話が通じにくく，例えば「腹黒い人」
と聞くと，文字通りおなかが黒くなっている人と思ってしまいます。「朝ごはん食べま
したか」と問うと，「いいえ食べてません，パンです」と答えた人も体験しました。

106

また，一つの物事に固執して変化に適応しにくく，予定の急な変更に混乱をきたしたりします。興味は限局していますが，その分野には驚くべき才能を発揮することがあります。

上記以外にも，感覚（味覚，触覚など）に過敏，時間の感覚が独特といった特性を備えています。

上記の特性をQ23の症例に当てはめてみましょう。Q23は，担当している症例を参考にしました。

「あいさつなしで自分のことをしゃべる」ことから，人と人とのコミュニケーションがスムーズでないことをうかがわせます。チラシの件は興味の限定を思わせます。作業所を休んだ日にまつわる質問では，時間感覚が担当医とずれていますね。また，Q23には記載していませんが，この症例では服についているタグが肌に触れる感覚をいやがり感覚過敏と言えましょう。

こういった人たちの時間感覚について，清水は「自閉スペクトラム症における時間論の試み──〈今〉・〈ここ〉・〈私〉の未分化性について──」と題した論文のなかで，Wing〔アスペルガーの業績を再評価し，英語圏での論文を通じて世に広めた人〕と村上のまとめとして，自閉スペクトラム症では時間の流れが理解できないと記しています〔臨床精神病理 2016; 37（2）: 125-137〕。

では自閉スペクトラム症の人の知的レベルはどうでしょうか。知能の障害を伴う人から伴わない人まで様々ですが，社会的な機能がうまく果たせないために，IQが高くても生活機能や技能が良好とはいかない印象があります。また，WAISにて言語性IQと動作性IQに開きがあったり，下位項目（言語理解，作動記憶，知覚統合，処理速度）にバラつきが見られやすいのも特徴的です。

自閉スペクトラム症の治療についても少し述べましょう。まず薬物治療ですが，これが効くとはっきり断言できる薬物はありません。各ドクターが症状に応じて工夫しているのが現状と思われます。ちなみにQ23のケースでは確認やイライラに，フルボキサミンとリスペリドンを使っています。診療場面で工夫していることは「質問や指示は具体的に」です。作業所に関するズレも「この2週間の間に，何日，作業所を休みましたか」と問うと正しい答えが得られます。大切な情報は，口頭で言うだけではなく，メモにする等の方法を取りつつ，彼女が直面した一つ一つの事案に対して具体的な解決策を

探っています。

　薬物の件で一つ補足しますと，最近アリピプラゾールに，小児期の自閉スペクトラム症に伴う易刺激性への効能が追加になったのを知っておいてください。

　ちょっと余談です…

　平成28年の京都精神科医会で杉山登志郎先生からこんな話がありました。かつてブランケンブルグが陽性症状に乏しい統合失調症として挙げた症例は，実は自閉スペクトラム症ではないかとのことです。この考えを踏まえて和田は「『自明性の喪失』に見るBlankenburg, W. の姿勢─単純型統合失調症か，それともアスペルガー症候群か─」を展開しています［精神科治療学 2016; 31(6): 755–761］。つまり，古典的に統合失調症と思われていた症例が実は自閉スペクトラム症ではないかという指摘です。

　一方，こんな記載も見つけました。阿部によれば，かつて下田光造が述べた執着気質とアスペルガー症候群は共通するというのです［臨床精神病理 2013; 34(1): 53–59］。

　となりますと，統合失調症と思われていたケースも，うつ病になりやすい執着気質も，自閉スペクトラム症とダブることになります。

　大まかな言い方ですが，自閉スペクトラム症の特性を持つ人は昔からいたと思われ，様々な角度から精神医学的アプローチがなされてきたと見るべきでしょう。現在，自閉スペクトラム症が社会的にクローズアップされ，受診する人も増え，今後も病因や対処方法の研究がなされていくと思われます。

24 薬の分類

 AからDそれぞれの中に一つ，仲間はずれがあります。どれでしょうか。また，何故，仲間はずれなのか答えてください。

A
1．レボメプロマジン
2．ペロスピロン
3．カルバマゼピン
4．リスペリドン

B
1．フルボキサミン
2．ラメルテオン
3．ミルタザピン
4．クロミプラミン

C
1．ブロナンセリン
2．ブロチゾラム
3．ゾルピデム
4．スボレキサント

D
1．アルプラゾラム
2．ブロマゼパム
3．ジアゼパム
4．アトモキセチン

E
1．炭酸リチウム
2．バルプロ酸ナトリウム
3．ラモトリギン
4．ビペリデン

Part 5

⊡ **解答**

A 24 AからDそれぞれの中に一つ，仲間はずれがあります。どれでしょうか。また，何故，仲間はずれなのか答えてください。

まず答え合わせから

A：**3**

3は気分安定薬で他は抗精神病薬。

B：**2**

2は睡眠薬で他は抗うつ薬

C：**1**

1は抗精神病薬で他は睡眠薬

D：**4**

4はADHDの治療薬で他は抗不安薬

E：**4**

4は錐体外路症状の副作用止めに使われる抗パーキンソン病薬で他は気分安定薬

1問1点の5点満点です。

⊡ **解説**

　一つ一つの薬剤の効果，副作用，特性はいろいろな書物に出ていますので，ここでは各項目ごとに効能やトピックスをザッと見てゆきましょう。

抗精神病薬

　鎮静や抗幻覚妄想作用を持ちます。以前はハロペリドールなどD_2をブロックするものが中心でしたが，今ではセロトニン$_{2A}$等も関与する非定型抗精神病薬の時代となり

110

ました。9種類の非定型抗精神病薬を使うことができ（登録が必要なクロザピンを含む），統合失調症のみならず，うつ病や双極性障害にも適応を広げているものもあります（アリピプラゾール，オランザピン）。

　昨今，ドーパミン過感受性精神病という概念（多量の抗精神病薬投与によりドーパミンのレセプターが増えているため，薬を減量すると症状悪化）が知られるようになり，慎重で計画的な減量が求められます。

　定型薬の時代から見られた錐体外路症状は，減りはしましたが油断はできず，振せんや小刻み歩行，仮面様顔貌を経験します。

　流涎にも悩まされてきましたが，最近，ハロペリドール6mgとクエチアピン600mgを投与していた慢性期の統合失調症のケースに対し，プロメタジンを併用しながら徐々にハロペリドールを減らして1.5mgまで来たところ，ひどかった流涎が止まり，あきらめずに薬剤を工夫すべきと感じました。

　長期間服用後に現れる遅発性ジスキネジアは，口や舌の不随意運動として現れやすく，一度起こってしまうとなかなか消退しにくい傾向があります。最近，リスペリドンを減らし，アリピプラゾールを上乗せしたケースで，何とか消退した例を経験しました。まずは初期治療の段階から，遅発性の副作用を見据える姿勢が大切でしょう。

抗うつ薬

　Q16で出てきましたね。SSRIは精神科以外でもよく使われているのではないでしょうか。その分注意も必要で，嘔気の副作用に加え，中断時の症状（イライラ，頭痛，嘔気，めまい，など）はかなり重いこともあり，投与時に，自己判断で急にやめないようにという解説が必要です。若い人の場合，SSRIでイライラが増すことがあり（アクチベーション症候群　Q14参照），個人的には，はじめからイライラしている人（つまり症状としてのイライラ）にはSSRIを避けることがあります。

睡眠薬

　現在，多くの書物やレポートで，睡眠薬としてよく使われるベンゾジアゼピン系薬剤の問題点，すなわち，ふらつきや常用量依存（通常の臨床用量を使っているのだがやめると症状が出るため止められない），認知の低下が指摘されています。Q15にも書きましたが，投与期間を区切る，頓用に止め，いずれはゼロにするなど処方医にも注意喚起が叫ばれています。

　睡眠薬の止め方ですが，おおよそ2週間単位で4分の1ずつかそれ以上ゆっくり　が

Part 5

原則です。半減期が長めのものなら1日おき，2日おき，3日おき…としてやめていく方法もあります。詳しく知りたい人は『睡眠薬の適正使用・休薬ガイドライン』をどうぞ。

　スボレキサントとラメルテオンはベンゾジアゼピン系薬剤とは全く異なる睡眠薬（Q14参照）で，安全性や依存性の面からも今後処方が増えてくると思われます。

抗不安薬

　臨床各科で使われていると思います。抗不安薬はベンゾジアゼピン系薬剤が中心ですので上記を参照してください。ベンゾジアゼピン系薬剤は筋弛緩作用も持っている（ジアゼパムなど）ため，肩こりに使うこともあると思いますが，個人的には肩こりに劇的に効いたと言える例はあまり経験しません。

気分安定薬

　気分安定薬の定義を平たく言うと「躁・うつどちらにも効果が期待され，予防できるもの」となります。

　炭酸リチウム，バルプロ酸ナトリウム，カルバマゼピンは血中濃度が測定でき，特にリチウムは治療域と中毒域が接近しており，しっかりチェックする必要があります。一般にリチウム濃度は0.6~1.2mEg/Lとされていますが，脱水や非ステロイド抗炎症薬（NSAIDs）などの併用で上昇しますので，個人的には1.0なら警戒しています。

　Liの話題を一つ

　『ストール精神薬理学エセンシャルズ』に，「雨によって岩と土から多くのリチウムが溶け出した飲み水を摂取している人は，一般集団の中でも自殺率が低いことが示唆されている！」と！付きで書かれていました。Liの不思議な力を感じずにはいられませんね……。

25　5つの心理状態

以下の2症例を読み，E・キューブラー・ロスの5つの心理状態すなわち，否認，怒り，取引，抑うつ，受容のうちどれに当てはまるか，あるいはどれにも当てはまりにくいか考えてください。

1．50代女性。統合失調症で今も近所の人への被害妄想がある。3か月前に子宮癌を手術し，肺に転移がある。「婦人科の先生はあと半年と言ったけどあり得ない」「治るかも」と述べる。

2．60代男性。統合失調症にて長期入院中。幻覚妄想はすでに消退し，陰性症状が前景にある。大腸癌が見つかり，他院で手術を受け，当院へ戻ってきた。「外科の先生，何か，癌とか言うてた」と無頓着である。

Part 5

◎ 解説

E・キューブラー・ロス著の『死ぬ瞬間　死にゆく人々との対話』（読売新聞社）を踏まえています。彼女は臨死患者200名以上と面談し，否認，怒り，取引，抑うつ，受容と辿るとしました（この説に反対の議論もあります）。

5つのうち，「否認」にも三段階あり，癌そのものを認めない（真の否認）から，痛くとも癌によるものと認めないもの，奇跡が起こると致死性を認めないものまであることや，終末期における「否認」には温かい見守りが重要だと，明智は『こころの中に容易に踏み込んではいけないこともある―「否認」をケアすることの大切さ―』の中で先行文献を押さえながらまとめています [精神神経学雑誌 2015; 117(12): 984–988]。

◎ 解答

A 25 以下の2症例を読み，E・キューブラー・ロスの5つの心理状態すなわち，否認，怒り，取引，抑うつ，受容のうちどれに当てはまるか，あるいはどれにも当てはまりにくいか考えてください。

統合失調症の患者さんが癌になったらどうでしょうか。経験した2例をQに提示しました。

1．50代女性。………「婦人科の先生はあと半年と言ったけどあり得ない」「治るかも」と述べる。………………………………………………………… 否認　2点
　5段階に当てはめるなら否認ではないかと思われます。

2．60代男性。………大腸癌が見つかり，他院で手術を受け，当院へ戻ってきた。「外科の先生，何か，癌とか言うてた」と無頓着 ……………… 5段階以外　3点
　2は一見否認ですが無頓着すぎます。5つの心理状態いずれに当てはめるのにも無理がありそうです。統合失調症の陰性症状としての無関心，高等感情の平板化，あるいは認知の低下と言った概念で説明するのが妥当のようです。

答えは1を否認，2は5段階以外としますが，こういった設問に100パーセントの正解は無いでしょう。

ここで強調したいのは，担当医としての心構えです。精神疾患のある人が癌になった

時，彼らの理解力や家族のスタンスなどで，教科書通りの身体疾患治療が進まないこともしばしばです。

　患者の特性に配慮しつつ，癌の治療に当たられている臨床各科と連携しながら治療してゆくという，一種の覚悟が求められるのです。

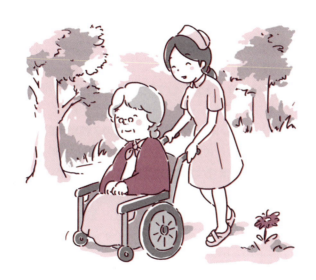

11● 『紅葉狩』のエピソード

　平成29年8月，この原稿の初校に手を入れる段階となり，私と編集部の浅井氏は，内容や誤字脱字をチェックすべく話し合いをしておりました。読者の皆様もご存じの如く，本書はQとその解答からなっており，Qのページをめくると解答が現れる仕組みになっています。ところが解答の長さによっては偶数奇数のページ配分がうまくゆかず，ページをめくらないと解答が見えないという仕組みが崩れます。そうなりますと白紙のページが出来てしまうわけで，それを避けたい浅井氏はコラムの加筆を要求されました。

　これも皆さまご存じのように，本書のコラムは「精神医学と歌舞伎」がテーマです。すでに数編を提出している私は，頭のあちこちを刺激してみたのですが思うように浮かびません。ウーン，もう無さそうですね，挿絵の先生に何かお願いするのはどうでしょう…などと話すうちに，「精神医学と歌舞伎」と言えるほどのものではありませんが，あるエピソードを思い出しました。このエピソード，今の状況に似ているのです。

　他のコラムでも登場した歌舞伎の戯作者，河竹黙阿弥は，生涯に非常に多くの作品を残しました。明治20年に初演された『紅葉狩』と言う舞踊劇に取り組んでいた時のこと。この作品は能の『紅葉狩』を元にしつつ，歌舞伎風のアレンジを加えたもので，山奥で紅葉狩りをしていた姫の一行が，実は人を喰う鬼女だったというストーリーです。伴奏となる音楽は，長唄，常磐津，義太夫の3種類が掛けあう豪華版。見どころは，姫が平維茂の前で舞を披露する所や，正体を現した姫と維茂との立ち回り，維茂に危機を告げる山神の踊りなどでしょう。この作品の最初の本読みの時，黙阿弥が自作を読み上げますと，それを聞いた姫役の九代目市川團十郎が，姫の踊りが短いと不平をもらしました。すると黙阿弥は，これはどうでしょうとばかりに長い詞章を懐から取り出し，團十郎を感心させたとのことです。

　演じる人の要望に沿うべく，長い文章も用意していたとは何という周到さでしょうか。

　黙阿弥の作品は七五調のセリフが耳に心地よく，江戸の粋を感じさせるものが多い一方，黙阿弥自身の人柄は，几帳面で真面目だったそうです。恐怖症とまで言えるかどうかはわかりませんが，火事を恐れて用心を怠らなかったともいわれています。

　作品と人柄の隔たり―これもプロならではの技なのでしょう。

26 使えるフレーズ

　次の言葉やフレーズは，言い方として，ちょっとキツイように聞こえますが，時と場合によっては使えるフレーズになります。

Q26　どんな状況で使うと受け入れられ，使えるフレーズになるか，想像してみて下さい。

1　がんばりましょう。あなたならできます（主にうつ病に対して）。
2　今日の診察はここまでです。来週の診察は30分程度を予定しています。
3　睡眠が6時間？　大丈夫ですよ（主に高齢者に対して）。
4　それ，単なる妄想ですよ。

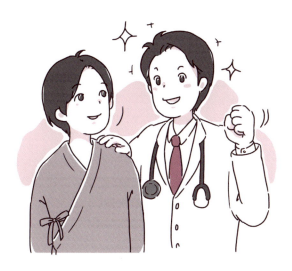

Part 5

◇ 解答

A 26 どんな状況で使うと受け入れられ，使えるフレーズになるか，想像してみて下さい。

1．がんばりましょう。あなたならできます。（3点）

　うつ病の人を「励まさない」のは常識とされてきました。しかし，その常識が見直されています。例えば，井原裕は『激励禁忌神話の終焉』で，「うつ病」の多様性，「激励」という日常語の多義性に言及しつつ，あとがきで，「激励してはならない患者さんもいる。同じうつ病患者でも，激励してはならない時期もあれば，激励していくべき時期もある」と述べています。玉田らも井原の趣旨を押さえつつ『大うつ病性障害に「励まし」は禁忌か―Demoralization という概念とその有用性―』の中で自論を展開しています［精神神経学雑誌　2015; 117（6）: 431–437］。

　上記のような論調に私も賛成です。ただし上記の如く，時期やその人のタイプを考慮しなくてはなりません，例えば

1　まだ抑うつ症状が残り，薬物を調節中
2　休職期間を終え，初めて出社する時
3　4時間勤務／日を4日間／週，1か月続け，8時間勤務／日に延ばしたいと本人が申し出た時

の3段階ならどう思われますか。1はまだ「励まさない」です。3は「あなたならできます，がんばってみましょう」は可能と思います。微妙なのが2で，出勤への不安を支えつつ，はっきり「がんばれ」とは言わないまでも少しは背中を押し，例えば

一歩，踏み出してみよう
走りながら考えることもできますよ

といった言い方が効果を発することを経験します。

２．今日の診察はここまでです。来週の診察は30分程度を予定しています。（３点）

「時間がありません」とつっけんどんに言うのはいただけませんが，例えばボーダーラインパーソナリティ障害の場合，治療の枠組みを設けておくことが大切で，診察時間は長ければ長いほど良いというわけではありません。かかわり方が深すぎると，かえって病的な部分を引き出したり，駆け引きのようなことが起こってきたりします。時間を区切るのも必要と思われます。

時間も大切ですが，診察は「質」といいますか「中味」が大事でしょう。患者さんを理解する一つのキーワードに「了解」が挙げられます。ヤスパースの言葉で，患者さんの心境をまざまざと心に思い浮かべることを静的了解，ある事柄からこうした心の現象が起きてきたという関連を見出すのが発生的了解です。かといって，何でもかんでも「そうなんだ」と了解しすぎるのはいけません。

こういった診察スタンスや心構えについては山下格『誤診のおこるとき―早まった了解を中心として―』（診療新社）や宮本等『こころを診る技術―精神科面接と初診時対応の基本』（医学書院）のご一読をお勧めします。

３．睡眠が６時間？　大丈夫ですよ（主に高齢者に対して）。（３点）

睡眠時間は，25歳で約７時間，45歳で約6.4時間，65歳で約６時間と『現代精神医学事典』にありましたが個人差もありましょう。

わざわざこの問題を作りましたのは，高齢になっても若い時と同じように，ぐっすり８時間朝まで眠りたい，いや，眠らなければならないと思い込んでいる方がいらっしゃるからです。老年期に差し掛かりますと，睡眠の生理的な加齢変化のため，眠りが浅くなり朝まで目を覚まさないのが難しくなってきます。若い時ほど熟眠感が得られないという方々に，その辛さは充分受容した上で，同世代の人もそうなんですよとコメントしたほうがいいケースに遭遇します（もちろん，特殊な睡眠障害やうつ病を除外するのは必要です）。

寝起きの気分が悪くなく，日中にも大きな眠気がなくQOLが保たれていれば，あまり心配しないようアドバイスしています。

４．それ，単なる妄想ですよ。（３点）

まだ妄想活発な統合失調症の患者さんに，いきなり「それ，妄想ですよ」と言うのは，無駄というより関係性が揺らぐ可能性すらあります。しかし，治療が進んでくる

Part 5

と，あれはやっぱり病気なのではという感触をもたれる患者さんも少なくありません。
「先生，皆がジロジロ見るのは気のせいですよね，僕の妄想ですよね」
と患者サイドから言われた場合，私は，
「そうですよ。妄想ですよ。そう思えるようになったのはいいことですよ」
と答えています。

　逆に幻聴は本人にとって聞こえている以上，空耳とは言いにくいので
「聞き流していいんですよ」
「治療が進むと気にならなくなってきますよ」
などと，状況に応じてアドバイスしています。

　最後に，私ができるだけ使わないようにしている言葉を紹介しましょう。それは，
「せっかく」と「どうせ」です。後者は関西弁でしょうか。「どっちみち」にネガティブ
で自嘲的な意味を付加したものです。
　せっかく良くなって退院したのにまた，入院だ
　作業所へ行っても，どうせ続かない
という言い方は避けています。

　患者さんに寄り添うことの大切さと難しさ―精神科臨床は，そう感じることの連続と
言っても過言ではありません。

120

◆得点表（135点満点）

Part 1			Part 3			Part 5		
Q	配点	得点	Q	配点	得点	Q	配点	得点
1	4		11	4		19	4	
2	4		12	4		20	5	
3	8		13	6		21	4	
4	4		14	4		22	5	
Part 2			Part 4			23	5	
5	4		15	4		24	5	
6-1	4		16-1	2		25	5	
6-2	4		16-2	8		26	12	
7	6		17	4				
8	4		18	4				
9	4							
10	5							

◆点数評価

60点以下	かなり簡単な問題が含まれているのにこの点数は不安です。本書だけでなく，教科書もおさらいしたほうがいいでしょう。
61～80点	十分基礎的な知識をお持ちです。どの分野に進んでも，精神症状を診ることができるでしょう。
81～100点	精神症状の診療についてかなり勉強されていますね。今後さらに研鑽を積んでください。
101点以上	さては精神科専門医ですね。コラムで取り上げなかった歌舞伎や古典芸能の舞台についても，精神疾患を見つけたら教えてください。

おわりに

　忙しい臨床の中で，あるいはあわただしい日常の一コマで，相手が長々と話すと何とか終わらせたい心境に駆られることはないでしょうか。そんな時，私が心に浮かべるお決まりのエピソードがあります。このエピソードのおかげで，少々忙しくても，やはり相手の話は最後まで聞こうと思い直せるから不思議です。

　私の勤務する病院は，京都の銀閣寺の近くにあります。金芳堂さんのビルとは目と鼻の先です。通勤には5番という系列の市バスを使うのですが，5番バスの通り道には多くの名所旧跡があり，観光客や修学旅行生でいつも満員です。

　その日，京都駅から乗り込んだと思しき修学旅行生は，大きな荷物を抱え，ウンザリ顔でした。平安神宮，南禅寺，真如堂と，バスのアナウンスはいくつもお寺の名前を告げるのに，目指す銀閣寺になかなか辿り着かないためです。

　そんな中，私の降りるバス停のアナウンスが流れました。

　　次は浄土寺，浄土寺です

　これを聞いた学生の一人が舌打ちしました。ちえっ，また寺かよ—もうそろそろ銀閣寺と思いきや，違う寺の名前の登場にいや気がさしたのも無理はありません。

　ところが，バスのアナウンスはこれで終わりません。続きはこうです。

　　次は浄土寺です。○○（銀行名）銀閣寺支店へはこちらが便利です

　グループのリーダーなのでしょうか，ちょっとしっかりした風貌の男子学生が，続きのアナウンスを聞き取りました。彼は仲間にこう言います。オイ，銀閣寺支店って言ったぞ，もう近いんだ，なんならここで降りて歩こうか—

　こう言いながら彼の表情には，中学生らしい笑みが戻りました。アナウンスを最後まで聞いたが故の変化です。

　冗長で迂遠に思える人の話にも，聞きようによっては起承転結があります。聞き手がゆとりを持ち，最後まで聞けば，相手の納得はもとより，こちらも腑に落ちて理解が進むこともあり得ましょう。

　このエピソードを反芻しながら，今日も私は5番バスに乗っています。

　本書の執筆にあたり，金芳堂編集部の浅井健一郎氏に大変お世話になりました。また，査読をしていただきました大阪医科大学神経精神医学教室の金沢徹文先生に感謝しています。僭越ですが，本書を通じて若い先生方が少しでも精神科に興味を持っていただけたら幸いです。

平成29年9月

参考図書

American Psychiatric Association. DSM-5 精神疾患の診断・統計マニュアル. 医学書院. 2014.

Marneros A, Pillmann F（米田博監訳）. 急性一過性精神病. アルタ出版. 2012.

Wright B, Dave S, Dogra N, et al（飯島克巳監訳）. 心の診療100ケース プライマリ・ケアで押さえたい精神医学的キーポイント. メディカル・サイエンス・インターナショナル. 2012.

井原裕. 激励禁忌神話の終焉. 日本評論社. 2009

エリザベス・キューブラー・ロス. 死ぬ瞬間─死にゆく人々との対話. 読売新聞社. 1974.

大月三郎, 他. 精神医学 第5版. 文光堂. 2003.

カール・ヤスパース（西丸四方訳）. 精神病理学原論. みすず書房. 1971.

笠原嘉. 予診・初診・初期診療〈精神科選書1〉. 診療新社. 1980.

加藤温. 状況別に学ぶ内科医・外科医のための精神疾患の診かた. 中山書店. 2016.

加藤伸勝.〈MINOR TEXTBOOK〉精神医学 第12版. 金芳堂. 2013.

加藤敏, 他編著. 縮刷版 現代精神医学事典. 弘文堂. 2016.

仮屋暢聡（執筆・協力）. Newton 別冊 最新診療基準にもとづく心の病気 症状・原因・治療法 こころの健康診断. ニュートンプレス. 2015.

今日の治療薬2017 解説と便覧. 南江堂.

「現代臨床精神医学」第12版改訂委員会編（原著, 大熊輝雄）. 現代臨床精神医学 改訂第12版. 金原出版. 2013.

児玉知之. 心因性愁訴を極める ジェネラリストのための実践的10症例. 日本医事新報社. 2015.

スティーブン M・ストール. ストール精神薬理学エセンシャルズ 神経科学的基礎と応用 第4版. メディカル・サイエンス・インターナショナル. 2015.

日本精神神経学会専門医制度試験委員会編. 日本精神神経学会専門医認定試験問題 解答と解説. 第1集〔第1回～第3回〕. 新興医学出版社. 2015.

日本臨床精神神経薬理学会専門医制度委員会編. 臨床精神神経薬理学テキスト 改訂第3版. 星和書店. 2014.

野村徳一郎, 他監修. 標準精神医学 第6版. 医学書院. 2015.

原田憲一. 意識障害を診わける〈精神科選書2〉. 診療新社. 1980.

本田秀夫. 子供から大人への発達精神医学─自閉症スペクトラム・ADHD・知的障害の基礎と実践─金剛出版. 2013.

三島和夫編. 睡眠薬の適正使用・休薬ガイドライン. じほう. 2014.

宮岡等. こころを診る技術─精神科面接と初診時対応の基本. 医学書院. 2014.

宮内倫也. 精神科臨床 Q&A for ビギナーズ─外来診療の疑問・悩みにお答えします！医学書院. 2016.

山下格. 誤診のおこる時─早まった了解を中心として─〈精神科選書3〉. 診療新社. 1980.

索引

事項索引

A
ADHD …………………………………… 45, 104, 106

C
CPAP ………………………………………… 53, 77
CPK ………………………………………………… 94

E
E・キューブラー・ロス ………………………… 114

I
IQ …………………………………………………… 106

L
LAI: long-acting injection ………………………… 62
Li ……………………………………………………… 88

M
MARTA: multiple acting receptor targeting antagonist …………………………………………… 58

N
NaSSA …………………………………………… 80, 81

P
PECS …………………………………………………… 104

S
SDM: Shared Decision Making ………………… 62
SNRI ………………………………………………… 80
SSRI: selective serotonin reuptake inhibitor ……… 38, 72, 80, 96, 97, 111

T
TCA …………………………………………… 80, 81

日本語

あ
アカシジア ………………………………………… 84
悪性症候群 ………………………………………… 94
アスペルガー症候群 ………………… 107, 108, 109
アリピプラゾール ……………………… 26, 58, 111
アルコール依存症 ………………………………… 60
アンヘドニア ……………………………………… 32

い
意識
　——狭窄 ……………………………………… 17
　——混濁 …………………………… 16, 17, 18
　——障害 ……………………………… 17, 18
　——清明 ……………………………………… 17
　——変容 ……………………………… 16, 17
異常酩酊 …………………………………………… 60
易怒性 ……………………………………………… 36

う
ヴィーク …………………………………………… 16
うつ病 …………………………… 30, 48, 59, 120
　——，仮面 …………………………………… 30
　——，冬季 …………………………………… 31
　——，非定型 ………………………………… 30
　——相 ………………………………………… 88
運動療法 …………………………………………… 58

お
オランザピン …………………………… 26, 58, 111

か
概日リズム睡眠 …………………………………… 53
概日リズム睡眠覚醒障害 ……………………… 52
快楽消失 …………………………………………… 32
解離 ………………………………………………… 64
覚醒剤精神病 ……………………………………… 40
褐色細胞腫 ………………………………………… 96
過敏性腸症候群 …………………………………… 31
カルバマゼピン ………………………………… 112
観念奔逸 …………………………………………… 36

き
気管支拡張薬 ……………………………………… 70
気分安定薬 ……………………………………… 112
強迫観念 …………………………………… 22, 101
強迫行為 …………………………………… 22, 101
強迫症状 …………………………………………… 22
強迫性障害 ………………………………… 22, 101
恐怖症 …………………………………………… 100
緊張型 ……………………………………………… 44

く
クエチアピン ……………………………………… 26

け
軽躁病エピソード ………………………………… 42
系統的脱感作 …………………………………… 100
激越性うつ病 ……………………………………… 84
幻覚 ……………………………… 6, 14, 22, 24, 40
　——，入眠時 ………………………………… 14

索引

――，偽	28
――，機能	6
――，体感	13
――，要素	13
言語新作	25
言語聴覚療法	102
幻視	6, 12
幻嗅	12
幻触	12, 13
幻聴	6, 12, 13, 24
――，音楽	24
――，対話性	13
幻味	12, 13
見当識	16

こ

降圧薬	70
行為心迫	36
抗うつ薬	70, 88, 111
甲状腺機能亢進症	96
抗精神病薬	112
考想化声	13
考想察知	24
考想吹入	24
考想奪取	24
考想伝播	24
抗パーキンソン病薬	70, 85
抗ヒスタミン剤	70
抗不安薬	112
興奮	25
コタール症候群	33
言葉のサラダ	25

さ

作業療法	59
作為体験	24
錯覚	12, 13, 14
詐病	86
三環系抗うつ薬	80

し

自我障害	22
思考	
――察知	24
――障害	22
――吹入	24
――奪取	24
――伝播	24
持効性注射剤	62
自殺念慮	32
支持的精神療法	81
持続性抑うつ障害	48

持続陽圧呼吸療法	77
自閉	25
自閉スペクトラム症	106, 107, 108
執着気質	48
熟眠困難	30
焦燥感	84
情動脱力発作	52
小児期発症流暢症	102
常用量依存	111
食事療法	58
支離滅裂	25
思路の障害	25
新型うつ	48, 49

す

錐体外路症状	111
睡眠	66
睡眠時無呼吸症候群	52, 53, 76
睡眠障害	23, 70, 121
睡眠発作	52
睡眠麻痺	52
睡眠薬	111
ステロイド剤	70
スボレキサント	66, 114

せ

精神遅滞	104, 109
精神病性障害，急性一過性	50
性同一性障害	46
性別違和	46
世界没落体験	8
セルトラリン	80
セロトニン・ノルアドレナリン再取り込み阻害薬	80
セロトニン2A	110
選択性緘黙	104
選択的セロトニン再取り込み阻害薬	80
せん妄	16

そ

躁うつ混合状態	84
増強療法	81
双極Ⅰ型	37
双極Ⅱ型	37
双極性障害	37, 38, 48, 88
躁状態	36
早朝覚醒	30
躁病エピソード	42
躁病相	88
素行症／素行障害	104

た

大うつ病	82

125

索引

た
ためこみ症 ·· 22
炭酸リチウム ······················ 38, 80, 88, 112
単純型 ··· 44
単純酩酊 ··· 60

ち
チザニジン ··· 67
遅発性ジスキネジア ······························· 111
中途覚醒 ·· 23, 30
通過症候群 ··· 16

て
ディスチミア親和型うつ ···························· 49
てんかん ··· 96
転職歴 ··· 45

と
統合失調症 ··················· 8, 13, 22, 27, 40, 44, 109
統合失調症，薬 ···································· 58
糖尿病 ·· 58, 59
逃避型抑うつ ······································· 49
ドーパミン過感受性精神病 ························· 111
トランスジェンダー ································ 46

な
ナルコレプシー ····································· 52

に
入眠困難 ······································ 21, 23, 30
入眠時幻覚 ··· 52
認知行動療法 ······································· 81

の
ノルアドレナリン作動性・特異的セロトニン
　作動性抗うつ薬 ······························ 80

は
パーソナリティ障害 ·························· 45, 98
　――，依存性 ···································· 106
　――，境界性 ···································· 78
　――，シゾイド ·································· 45
　――，反社会性 ·································· 45
　――，ボーダーライン ························ 76
破瓜型 ··· 44
曝露反応妨害法 ·································· 101
パニック障害 ··································· 76, 96
バルプロ酸ナトリウム ···························· 113
パレイドリア ··································· 12, 14
パロキセチン ··································· 67, 68
ハロペリドール ································· 84, 110

ひ
ヒステリー ··· 16
　――の解離状態 ·································· 16
非定型抗精神病薬 ························ 80, 110, 111
非定型精神病 ······································· 50
皮膚むしり症 ······································· 22
憑依 ··· 64
病識 ··· 44
　――欠如 ······································ 24, 25

ふ
不安階層表 ·· 100
不安症群／不安障害群 ···························· 104
複雑酩酊 ··· 60
二人組精神病 ······································· 25
不眠症治療 ··· 68
不眠対策 ··· 66
フルボキサミン ······························ 67, 68, 107

へ
ペーパーバッグ法 ·································· 96
ベンゾジアゼピン系薬剤 ················ 66, 71, 76, 111

め
メタボリックシンドローム ························· 58
メランコリー親和型うつ ···························· 48

も
妄想 ····························· 4, 9, 22, 23, 33, 40
　――，一次 ······································ 4
　――，替玉 ······································ 23
　――，関係 ······································ 23
　――，血統 ······································ 50
　――，誇大 ······································ 37
　――，罪業 ······································ 33
　――，自己臭 ···································· 13
　――，心気 ······································ 33
　――，真正 ······································ 4
　――，注察 ······································ 23
　――，追跡 ······································ 23
　――，二次 ······································ 4
　――，発明 ······································ 23
　――，被害 ······································ 23
　――，被害関係 ·································· 23
　――，微小 ······································ 33
　――，被毒 ······································ 13
　――，皮膚寄生虫 ································ 13
　――，貧困 ···································· 5, 33
　――，恋愛 ······································ 23
　――型 ·· 44
　――気分 ·· 8
　――体系 ······································ 9, 24

——知覚 ······················· 8
——着想 ······················· 8
妄想性障害 ····················· 44

よ
予期不安 ······················· 96
抑うつエピソード ················· 42
抑うつ気分 ····················· 31

ら
ラメルテオン ············· 66, 67, 112
ラモトリギン ····················· 89

り
離人症 ······················· 12, 14
リスペリドン ··········· 26, 62, 67, 107

れ
レビー小体型認知症 ··············· 12
連合弛緩 ······················· 25

歌舞伎事項索引

い
伊右衛門 ······················· 90
一條大蔵卿 ····················· 86

う
上杉謙信 ····················· 64,102

お
尾上菊五郎 ····················· 46
岡本綺堂 ······················ 106
お嬢吉三 ······················· 46
お染 ··························· 98

か
仮名手本忠臣蔵 ················· 98
河竹黙阿弥 ················· 46, 116

さ
魚屋宗五郎 ····················· 60
三人吉三 ······················· 46

し
春興鏡獅子 ····················· 64

す
水天宮利生深川 ················· 50
隅田川 ·························· 6

ち
近松門左衛門 ··················· 102

て
輝虎配膳 ······················ 102

と
東海道四谷怪談 ············· 90, 98
鳥辺山心中 ····················· 98
吃又 ··························· 102

な
長尾謙信 ······················· 64
長尾輝虎 ······················ 102
中村吉右衛門 ··················· 86

に
二人椀久 ······················· 28

ふ
筆屋幸兵衛 ····················· 50
船弁慶 ························· 50

へ
弁天娘女男白波 ················· 46

ほ
本朝廿四孝 ····················· 64

ま
松山太夫 ······················· 28

も
紅葉狩 ························· 116

や
八重垣姫 ······················· 64
山本勘助 ······················ 102

よ
義経千本桜 ····················· 50

わ
椀久 ··························· 28

127

【著者略歴】

上田ゆかり（うえだゆかり）

1988年　大阪医科大学卒。

精神科医。現在川越病院に勤務。

【著書】

『歌舞伎に親しむ―私の見かた・読みかた―』（和泉書院、2015）

『歌舞伎評　関西の十年』（『上方芸能』出版センター、2010）

クイズ あなたならどう診る⁉ ジェネラリストのための精神症状
―おまけ 歌舞伎にも強くなる

2017年11月10日　第1版第1刷©

著　者	上田ゆかり　UEDA, Yukari
発行者	宇山　閑文
発行所	株式会社金芳堂
	〒606-8425 京都市左京区鹿ヶ谷西寺ノ前町34番地
	振替　01030-1-15605
	電話　075-751-1111（代表）
	http://www.kinpodo-pub.co.jp/
組版・印刷	亜細亜印刷株式会社
製　本	有限会社清水製本所

落丁・乱丁本は直接小社へお送りください. お取替え致します.

Printed in Japan
ISBN978-4-7653-1730-6

JCOPY ＜(社)出版社著作権管理機構　委託出版物＞

本書の無断複写は著作権法上での例外を除き禁じられています. 複写される場合は, そのつど事前に, (社)出版者著作権管理機構（電話 03-3513-6969, FAX 03-3513-6979, e-mail: info@jcopy.or.jp）の許諾を得てください.

●本書のコピー, スキャン, デジタル化等の無断複製は著作権法上での例外を除き禁じられています. 本書を代行業者等の第三者に依頼してスキャンやデジタル化することは, たとえ個人や家庭内の利用でも著作権法違反です.